Demenzbegleiter

Simone Schmidt
Martina Döbele (Hrsg.)

Demenzbegleiter

Leitfaden für zusätzliche Betreuungskräfte in der Pflege

2., aktualisierte Auflage

Mit 64 Abbildungen

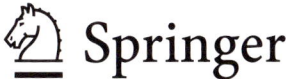 Springer

Herausgeber

Simone Schmidt
Cronbergergasse 10
68526 Ladenburg

Martina Döbele
Hutwigsgrundweg 7
69509 Mörlenbach

ISBN-13 978-3-642-34283-7   ISBN 978-3-642-34284-4 (eBook)
DOI 10.1007/978-3-642-34284-4

Die Deutsche Nationalbibliothek verzeichnet diese Publikation in der Deutschen Nationalbibliografie;
detaillierte bibliografische Daten sind im Internet über http://dnb.d-nb.de abrufbar.

Springer Medizin
© Springer-Verlag Berlin Heidelberg 2008, 2013

Planung: Susanne Moritz, Berlin
Projektmanagement: Ulrike Niesel, Heidelberg
Lektorat: Ute Villwock, Heidelberg
Zeichnungen: Annette Gack, Neuendettelsau
Projektkoordination: Heidemarie Wolter, Heidelberg
Umschlaggestaltung: deblik Berlin
Fotonachweis Umschlag: © fotolia@absolut
Satz: Fotosatz-Service Köhler GmbH – Reinhold Schöberl, Würzburg

Gedruckt auf säurefreiem und chlorfrei gebleichtem Papier

Springer Medizin ist Teil der Fachverlagsgruppe Springer Science+Business Media
www.springer.com

Geleitwort

Im Jahr 2007 wurde bei mir ein Gehirntumor festgestellt. Im Krankenhaus war mein Zimmernachbar ein älterer Herr, der an Demenz erkrankt war. Bis zu diesem Zeitpunkt wusste ich gar nicht, was Demenz bedeutet. Er verließ das Zimmer und kam stundenlang nicht wieder, wenn ich ihn nicht zurückbrachte. Nachts stand er vor meinem Bett und schimpfte, was ich in seiner Wohnung wolle.

Das war der Moment, wo ich mir sagte: Wenn ich wieder gesund werde, möchte ich anderen Menschen helfen.

Nach einem Jahr war mein Tumor nicht mehr da. Also kündigte ich meinen alten Beruf nach über 30 Jahren und machte eine viermonatige Schulung bei der DAA zum Pflegehelfer/ Demenzbetreuer, die ich mit besonderem Erfolg beendete. Es folgte ein einmonatiges Praktikum im Alten und Pflegeheim »Luisenheim in Düsseldorf«. Dem Heimleiter Herrn Kuhlmann und der Pflegedienstleitung Frau Wittig gefiel meine offene Art, mit den Senioren umzugehen sehr. So bekam ich eine Vollzeitstelle.

Inzwischen arbeite ich mit 3 weiteren Kolleginnen zusammen. Dieses Buch war uns bei unserer Arbeit sehr hilfreich: So baute ich für wenig Geld unser erstes Sinnesmobil, mit dem wir unsere bettlägerigen Bewohner mit 10-Minuten-Aktivierungen beschäftigen können. Auf meinem Laptop habe ich viele alte Schlager, Operetten und lustige Geschichten geladen. Mittwochabend findet dann im Rahmen des Nachtcafés mein Wunschkonzert statt. Bei einem Gläschen Wein oder Saft freuen sich die Bewohner auf einen tollen Abend.

Durch meine Arbeit hat sich meine Haltung zum Alter, zu Krankheit und Abschied aber auch zu meiner eigenen Tätigkeit verändert. Diese oder ähnliche Erfahrungen wünsche ich allen Lesern dieses Buchs.

Michael Lenden
Düsseldorf

Vorwort zur 2. Auflage

»Zeit für Zuwendung«

So titelte das Deutsche Ärzteblatt seinen Artikel im Juni 2012 über Demenzbegleiter in der Betreuung und Begleitung von Senioren. Obwohl die verschiedenen Berufsgruppen, die Öffentlichkeit und die Medien sich bei der Veröffentlichung der Betreuungskräfte Richtlinie überwiegend negativ und ablehnend äußerten, hat sich in der Praxis erwiesen, dass zusätzliche Betreuung eine Erfolgsgeschichte geworden ist. Eine wissenschaftliche Evaluation im Auftrag des GKV-Spitzenverbandes bestätigte die hohe Zufriedenheit der Beteiligten.

Aus unserer Sicht war schon damals die kritische Haltung nicht gerechtfertigt, denn die Begleitung eines Menschen mit Demenz ist erlernbar. In der im August 2008 veröffentlichten Richtlinie über die Qualifikationen und die Aufgaben von zusätzlichen Betreuungskräften wurden die Anforderungen an die Demenzbegleiter grundlegend definiert.

Anforderungen an die Betreuungskräfte:
- Eine positive Haltung gegenüber Kranken, Behinderten und alten Menschen
- Soziale Kompetenz und kommunikative Fähigkeiten
- Beobachtungsgabe und Wahrnehmungsfähigkeit
- Empathie und Beziehungsfähigkeit
- Die Bereitschaft und Fähigkeit zu nonverbaler Kommunikation
- Phantasie, Kreativität und Flexibilität
- Gelassenheit im Umgang mit verhaltensbedingten Besonderheiten in Folge von demenziellen und psychischen Krankheiten oder geistigen Behinderungen
- Psychische Stabilität, Fähigkeit zur Reflexion des eigenen Handelns, Fähigkeit, sich abzugrenzen
- Fähigkeit zur würdevollen Begleitung und Anleitung von einzelnen oder mehreren Menschen mit Demenz, psychischen Erkrankungen oder geistigen Behinderungen
- Teamfähigkeit
- Zuverlässigkeit

Unser Anliegen bleibt es, durch dieses Buch die zukünftigen Demenzbegleiter mit diesen notwendigen Kenntnissen und Fähigkeiten auszustatten, um ihre wichtige und schöne Aufgabe mit Freude und Kreativität auszufüllen. Allen Betroffenen und deren Angehörigen wünschen wir einen solchen Begleiter, der ein Stück Weg mit Ihnen gemeinsam geht.

»Was du mir sagst, das vergesse ich.
Was du mir zeigst, daran erinnere ich mich.
Was du mich tun lässt, das verstehe ich.«
Konfuzius

Wir bedanken uns bei Frau Susanne Moritz, unserer »Begleiterin« beim Springer Verlag, die uns immer kompetent zur Seite steht. Für das umsichtige Projektmanagement danken wir Frau Ulrike Niesel und für die Koordination gilt unsere Anerkennung Frau Heidemarie Wolter.

Frau Barbara Lengricht, die uns bei der ersten Auflage mit Herz und Engagement begleitete, hat dieses Buch überhaupt ermöglicht. Auch dafür möchten wir herzlich danken.

Der Lektorin Frau Ute Villwock gilt unsere Anerkennung für ihre Übersicht und ihre Gründlichkeit. Unseren Freunden und Kollegen, besonders aber unseren Familien schulden wir großen Dank für Verständnis, Unterstützung und Toleranz.

Martina Döbele und Simone Schmidt

Mörlenbach und Ladenburg im September 2012

Inhaltsverzeichnis

Abkürzungen

AEDL	Aktivitäten und existenzielle Erfahrungen des Lebens
BEBP	Bundesverband Europäischer Betreuungs- und Pflegekräfte
BGB	Bürgerliches Gesetzbuch
BMI	Body-Mass-Index
BT	Beschäftigungstherapie
CMAI	Cohen-Mansfield Agitation Inventory bzw. Cohen-Mansfield Skala
DCM	Dementia Care Mapping
DNQP	Deutsches Netzwerk für Qualitätsentwicklung in der Pflege
GG	Grundgesetz
HL	Heimleitung
HWL	Hauswirtschaftsleitung
ICD	Internationale Klassifizierung der Diagnosen
IFSG	Infektionsschutzgesetz
KDA	Kuratorium Deutsche Altershilfe
MMST	Mini-Mental-Status-Test
PDL	Pflegedienstleitung
PEA	Personen mit eingeschränkter Alltagskompetenz
PEG	Perkutane endoskopische Gastrostomie
PNG	Pflege-Neuausrichtungs-Gesetz
SGB	Sozialgesetzbuch
StGB	Strafgesetzbuch
VA	Validationsanwender
WBL	Wohnbereichsleitung
WHO	Weltgesundheitsorganisation
ZOPA	Zurich Observation Pain Assessment

Demenz

Der Verstand und die Fähigkeit, ihn zu gebrauchen, sind zweierlei
Fähigkeiten.
Franz Grillparzer

In Deutschland sind derzeit über 1,4 Millionen Menschen an einer
Demenz erkrankt und jährlich kommen ungefähr 200.000 Neuerkran-
kungen hinzu. Berücksichtigt man die demographische Entwicklung,
wird deutlich, dass das Krankheitsbild Demenz in Zukunft eine enorme
Herausforderung darstellt, zumal die Pflege und Betreuung von dementen Menschen grundlegende Kenntnisse und weitreichende Erfahrung erfordert und im Verlauf der Erkrankung mit einem enormen
Zeitaufwand verbunden ist.

In diesem Kapitel wird zunächst das Krankheitsbild dargestellt. Die
Kenntnis der verschiedenen Formen und Ursachen der Demenz, die
daraus resultierenden Verluste von kognitiven Fähigkeiten, die typische
Symptomatik und die vorhandenen Behandlungsmöglichkeiten sind
Voraussetzung für einen angemessenen Umgang mit den Betroffenen.
Bei den einzelnen **Symptomen** finden sich Hinweise auf die jeweiligen
Kapitel, die sich mit den daraus entstehenden Problemen und den
möglichen therapeutischen **Interventionen** bei der Betreuung von
Demenzkranken beschäftigen.

1.1   Krankheitsbild

Prinzipiell unterscheidet man zwischen primären Demenzen, die
durch einen Abbau der Hirnsubstanz entstehen, und demenziellen
Syndromen, die auf der Basis einer anderen Erkrankung auftreten,
beispielsweise Mangelernährung, Alkoholabhängigkeit, Stoffwechselstörungen oder entzündliche Erkrankungen des zentralen Nerven-
systems.

Demenz – Der Begriff **Demenz** stammt aus dem Lateinischen und bedeutet über-
setzt »ohne Geist«. Gemeint ist damit nicht eine spezielle Krankheit, sondern das
Auftreten verschiedener Krankheitszeichen, die einen Verlust geistiger Fähigkeiten beinhalten.

Demenzielles Syndrom – Unter einem demenziellen **Syndrom** versteht die Welt-
gesundheitsorganisation WHO eine »erworbene globale Beeinträchtigung der
höheren Hirnfunktionen einschließlich des Gedächtnisses, der Fähigkeit, Alltags-
probleme zu lösen, der Ausführung **sensomotorischer** und sozialer Fertigkeiten,
der Sprache und Kommunikation sowie der Kontrolle **emotionaler** Reaktionen
ohne ausgeprägte Bewusstseinstrübung.«

1.1.1 Formen der Demenz

Die bekannteste Form der Demenz ist die Alzheimer-Krankheit. Zuerst beschrieben wurde sie von Alois Alzheimer (1864–1915), einem deutschen Psychiater und Neuropathologen (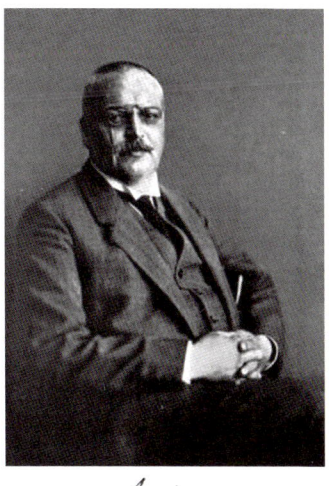 Abb. 1.1), der im Jahre 1901 in Frankfurt, in der »Städtischen Anstalt für Irre und Epileptische« die Patientin Auguste Deter kennenlernte (■ Abb. 1.2). Diese wurde von ihrem Ehemann gebracht, weil sie den Haushalt nicht mehr bewältigen konnte und darüber hinaus auffällige Verhaltensänderungen zeigte.

In einer Gesprächsaufzeichnung Alzheimers mit Auguste Deter sind typische Merkmale einer Demenz erkennbar.

- »Wie heißen Sie?«
- »Auguste.«
- »Familienname?«
- »Auguste.«
- »Wie heißt Ihr Mann?« – Auguste Deter zögert, antwortet schließlich:
- »Ich glaube…Auguste.«
- »Ihr Mann?«
- »Ach so.«
- »Wie alt sind Sie?«
- »51.«
- »Wo wohnen Sie?«
- »Ach, Sie waren doch schon bei uns.«
- »Sind Sie verheiratet?«
- »Ach, ich bin doch so verwirrt.«
- »Wo sind Sie hier?«
- »Hier und überall, hier und jetzt, Sie dürfen mir nichts übel nehmen.«
- »Wo sind Sie hier?«
- »Da werden wir noch wohnen.«
- »Wo ist Ihr Bett?«
- »Wo soll es sein?«

Alzheimer wunderte sich über diese Symptomatik, da die Patientin erst 51 Jahre alt war. Nach ihrem Tod untersuchte er ihr Gehirn und stellte dabei die für die Alzheimer-Krankheit typischen Ablagerungen, Plaques genannt, fest.

Im Gegensatz zur Altersdemenz tritt die Alzheimer-Krankheit schon vor dem sechzigsten Lebensjahr auf und wird deshalb auch als **präsenile** Form bezeichnet. Die Demenz vom Alzheimer-Typ, also die präsenile und die senile Form, machen zusammen bis zu 70 % der Demenzen aus. Etwa 20 % der Betroffenen leiden an einer **vaskulären** Demenz, also einer Demenz, die durch Durchblutungsstörungen verursacht wird, der Rest verteilt sich auf Mischformen dieser Krankheitsbilder und auf demenzielle Syndrome verschiedener Ursachen.

Alois Alzheimer beschrieb schon 1901 in seinen Aufzeichnungen den typischen Gesprächsverlauf mit dementen Menschen.

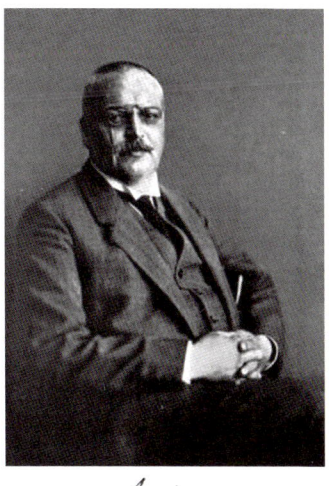

■ **Abb. 1.1** Alois Alzheimer

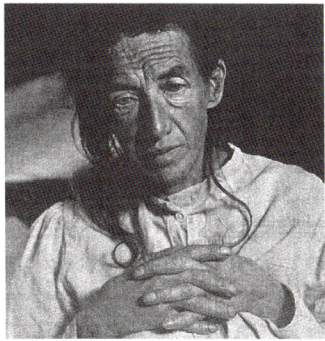

■ **Abb. 1.2** Die 51-jährige Auguste Deter

Die vaskuläre Demenz wird durch viele kleine, zum Teil unbemerkte Schlaganfälle ausgelöst. Dadurch kommt es zu einer verminderten Durchblutung bestimmter Hirnareale.

Risikofaktoren für eine vaskuläre Demenz:

- Deutlich erhöhte Blutfette (Cholesterin)
- Rauchen
- Zuckerkrankheit (Diabetes mellitus)
- Bluthochdruck
- Fettleibigkeit (Adipositas)
- Bewegungsmangel

Zu bedenken ist in diesem Zusammenhang, dass diese Risikofaktoren über einen langen Zeitraum eingewirkt haben. Eine Bedeutung besitzen sie bei der Vorbeugung der Erkrankung, jedoch nicht im fortgeschrittenen Stadium.

Klassifikation der Demenz nach ICD-10

Die Internationale Klassifikation von Krankheiten ICD-10 unterscheidet folgende Demenzdiagnosen:

- Demenz vom Alzheimer-Typ: früher Beginn/mit Delir/mit Wahn/mit depressiver Verstimmung
- Demenz vom Alzheimer-Typ: später Beginn/mit Delir/mit Wahn/mit depressiver Verstimmung (zusammen etwa 70 %)
- Vaskuläre Demenz/mit Delir/mit Wahn/mit depressiver Verstimmung (~20 %)
- Demenz aufgrund einer **HIV-Erkrankung**
- Demenz aufgrund einer **Parkinson-Erkrankung**
- Demenz aufgrund einer **Creutzfeldt-Jacob-Erkrankung** und aufgrund anderer Erkrankungen des Gehirns

Häufig wird die Erkrankung jedoch nicht ausreichend diagnostiziert, der Betroffene bekommt irgendwann die allgemeine Diagnose »Demenz«. Für die Behandlung und den Einsatz von verschiedenen Methoden bei der Betreuung ist es jedoch von Vorteil, wenn die Ursache und das Stadium der Erkrankung genauer untersucht wurden.

> **Die Abgrenzung der Demenz von physiologischen Abbauprozessen im Alter und von anderen Erkrankungen mit ähnlichen Krankheitszeichen ist wichtig für die Behandlung und für den Umgang mit den Betroffenen.**

Schweregrade

Bei den unterschiedlichen Formen der Demenz handelt es sich in vielen Fällen um Krankheiten, die schleichend beginnen und über einen Zeitraum von einigen Jahren voranschreiten. Nur wenige Formen der Demenz, etwa die demenziellen Syndrome bei verschiedenen Stoffwechselstörungen, sind komplett **reversibel**, das heißt, die Krankheitssymptome bilden sich zurück, wenn die Grunderkrankung behandelt wird.

Zunächst sind unspezifische Warnzeichen vorhanden, die aber meistens weder von den Betroffenen selbst, noch von deren Umgebung bewusst wahrgenommen werden.

Beim Auftreten von Warnzeichen ist die Vorstellung in einer Gedächtnissprechstunde hilfreich.

Warnzeichen:

- Vergesslichkeit mit Auswirkung auf die Arbeit: Die meisten Menschen vergessen ab und an Namen oder Termine. Häufen sich diese Vorfälle und treten außerdem unerklärliche Verwirrtheitszustände auf, kann das ein Zeichen für eine Verminderung der Gedächtnisleistung sein.
- Schwierigkeiten mit gewohnten Handlungen: Menschen, die viel zu tun haben, sind manchmal zerstreut und vergessen z. B. den Topf auf dem Herd. Menschen mit Demenz vergessen eventuell nicht nur den Topf auf dem Herd, sondern auch, dass sie gekocht haben.
- Sprachprobleme: Die meisten Menschen haben manchmal Schwierigkeiten damit, die richtigen Worte zu finden. Menschen mit Demenz fallen oft einfache Worte nicht mehr ein, stattdessen verwenden sie unpassende Füllworte. Dadurch werden die Sätze schwer verständlich.
- Räumliche und zeitliche Orientierungsprobleme: Bei vielen Menschen kommt es ab und an vor, dass sie z. B. Wochentage vergessen oder sich in einer fremden Umgebung verlaufen. Bei Menschen mit Demenz kann es passieren, dass sie in der eigenen Straße stehen und nicht mehr wissen, wo sie sind, wie sie dorthin gekommen sind und wie sie wieder nach Hause gelangen.
- Eingeschränkte Urteilsfähigkeit: Nicht immer wählen Menschen die dem Wetter entsprechende Kleidung. Bei Menschen mit Demenz ist die gewählte Kleidung manchmal völlig unangebracht. Sie tragen z. B. einen Bademantel beim Einkaufen oder mehrere Blusen an einem heißen Sommertag übereinander.
- Probleme mit dem **abstrakten** Denken: Für viele Menschen ist es eine Herausforderung, ein Konto zu führen. Menschen mit Demenz können oft weder Zahlen einordnen noch einfache Rechnungen durchführen.
- Liegenlassen von Gegenständen: Ab und an lässt fast jeder einmal den Schlüssel oder das Portemonnaie liegen. Bei Menschen mit Demenz kommt es jedoch vor, dass sie Gegenstände an völlig unangebrachte Plätze legen, wie z. B. ein Bügeleisen in den Kühlschrank oder eine Uhr in die Zuckerdose. Im Nachhinein wissen sie nicht mehr, wohin sie die Gegenstände gelegt haben.
- Stimmungs- und Verhaltensänderungen: Stimmungsänderungen kommen bei allen Menschen vor. Menschen mit Demenz können in ihrer Stimmung sehr abrupt schwanken, oft ohne erkennbaren Grund.
- Persönlichkeitsänderungen: Im Alter verändert sich bei vielen Menschen die Persönlichkeit ein wenig. Bei Menschen mit Demenz kann eine sehr ausgeprägte Persönlichkeitsänderung plötzlich oder über einen längeren Zeitraum hinweg auftreten. Jemand, der normalerweise freundlich ist, wird z. B. unerwartet ärgerlich, eifersüchtig oder ängstlich.

◘ Tab. 1.1 Schweregrade der Demenz

Schweregrad	Kognition	Lebensführung	Störungen von Antrieb und Affekt	MMST*-Score (max. 30 Punkte) *Mini-Mental-Status-Test (► Anhang 2)
Leicht »Vergessens-Stadium«	Komplizierte tägliche Aufgaben oder Freizeitbeschäftigungen können nicht (mehr) ausgeführt werden	Die selbstständige Lebensführung ist zwar eingeschränkt, ein unabhängiges Leben ist noch möglich	Fehlende Spontanität, Depression, Antriebsmangel, Reizbarkeit, Stimmungslabilität	unter 23–24
Mittel »Verwirrtheits-Stadium«	Nur einfache Tätigkeiten werden beibehalten; andere nicht mehr vollständig oder unangemessen ausgeführt	Ein unabhängiges Leben ist nicht mehr möglich; Patienten sind auf fremde Hilfe angewiesen, eine selbstständige Lebensführung ist z.T. noch möglich	Unruhe, Wutausbrüche, aggressive Verhaltensweisen	unter 20
Schwer »Hilflosigkeits-Stadium«	Gedankengänge können nicht mehr nachvollziehbar kommuniziert werden	Die selbstständige Lebensführung ist gänzlich aufgehoben	Unruhe, Nesteln, Schreien, Störungen des Tag-Nacht-Rhythmus	unter 10

— Verlust der Eigeninitiative: Menschen arbeiten nicht fortlaufend mit der gleichen Motivation. Demenzkranke verlieren den Schwung bei ihrer Arbeit und das Interesse an ihren Hobbys manchmal vollständig, ohne Freude an neuen Aufgaben zu finden.

Im weiteren Verlauf treten die demenztypischen Krankheitszeichen mit zunehmendem Schweregrad (◘ Tab. 1.1) auf.

1.1.2 Symptome

Die Funktion des Gehirns besteht in der Aufnahme, Weiterleitung, Verarbeitung und Speicherung von Reizen durch die Nervenzellen. Kommt es zu Veränderungen dieser Prozesse, werden wichtige Aufgaben des Gehirns erschwert oder unmöglich.

Je nach Schweregrad und Ursache der Erkrankung können die verschiedenen Teilbereiche des Verstandes beeinträchtigt sein. Daraus entwickeln sich typische Krankheitszeichen, die durch eine genaue Krankenbeobachtung feststellbar sind.

Bei der Beobachtung der Symptome ist die Differenzierung der einzelnen Funktionen des Verstandes wichtig.

Teilbereiche des Verstandes:
— Bewusstsein
— Aufmerksamkeit, Wahrnehmungsfähigkeit

- Konzentration
- Denkfähigkeit
- Sprachverständnis und Sprachproduktion
- **Assoziation**
- Reaktionsfähigkeit
- Impulskontrolle
- Verlust der Urteilsfähigkeit
- Realitätsverlust – Leben in einer subjektiven Welt
- Merkfähigkeit: Kurz- und Langzeitgedächtnis
- Orientierungsfähigkeit
- Emotion und **Intuition**

Die genaue Beobachtung und Dokumentation der individuellen Krankheitssymptome, die aus den kognitiven Störungen entstehen, ist sowohl für die Beurteilung des Verlaufs als auch für den Umgang mit den Betroffenen von Bedeutung (▶ Kap. 3). Außerdem ist die Beobachtung der Symptome hilfreich bei der Formulierung der Betreuungsplanung (▶ Kap. 5).

Das Nachlassen der Seh- und Hörfähigkeit im Alter verschlechtert die Symptomatik.

Eine 93-jährige demente Patientin entwickelte das Gefühl, das Pflegepersonal habe etwas gegen sie, und sprach deshalb nur das Nötigste. Sie beklagte, man würde in ihrer Gegenwart über sie flüstern. Nachdem der **HNO-Arzt** ihre Ohren ausgespült hatte, bildeten sich die Symptome sofort zurück.
Eine 90-jährige demente Patientin litt an einem ausgeprägten grauen Star mit deutlichem Verlust der Sehkraft. Da sie überall kleine Tierchen sah, wollte sie nicht mehr essen. Nach einer Augenoperation war das Problem behoben.

Alle Mitarbeiter, die an der Betreuung des dementen Menschen beteiligt sind, sollten ihre Beobachtungen festhalten und im Teamgespräch regelmäßig austauschen.

> **Praxistipp**
>
> Für den Demenzbegleiter ist es deshalb sinnvoll, jederzeit ein Notizbuch bereit zu halten, in dem er täglich Besonderheiten, Auffälligkeiten und Verhaltensänderungen festhält, da diese sonst schnell in Vergessenheit geraten.

Dabei sollte insbesondere auf Verhaltensauffälligkeiten geachtet werden, die für den dementen Menschen oder seine Umgebung unangenehm oder belastend sind. Auch die Veränderung von Fähigkeiten oder typischen Reaktionen ist von Interesse. Der Demenzbegleiter verbringt einen erheblichen Teil des Tagesverlaufs mit dem Betroffenen in einer überschaubaren Umgebung und kann deshalb ungehindert das Verhalten und die Stimmung des Dementen einschätzen.

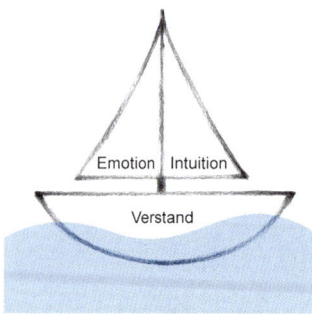

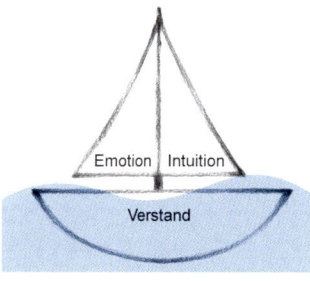

Abb. 1.3 Verstand und Emotion

Durch die Umkehr des Verhältnisses von Vernunft und Emotion kann der Demente im Verlauf der Erkrankung Entscheidungen nicht mehr **rational** begründen oder treffen, er entscheidet vielmehr »aus dem Bauch heraus«.

Je ausgeprägter der körperliche und geistige Abbau, desto größer wird der Anteil von Emotion und Intuition (◘ Abb. 1.3).

> **Die wichtigste Aufgabe bei der Betreuung von dementen Menschen ist das Aufspüren von Gefühlen und Stimmungen, um mit dem Betroffenen angemessen in Kontakt treten zu können. Grundvoraussetzung hierfür ist ein ausgeprägtes Einfühlungsvermögen und die Fähigkeit, auch das eigene Verhalten zu reflektieren (▶ Kap. 3).**

Folgen der Symptomatik

Durch die oben erwähnten **kognitiven** Defizite kommt es zu Beeinträchtigungen im Bereich des Denkens und im Bereich des Verhaltens. Je nach Krankheitsstadium erkennen die Betroffenen, dass sie bestimmte Fähigkeiten verloren haben, und entwickeln Strategien, um die Krankheitszeichen zu verbergen. Zu Beginn der Erkrankung gelingt es meist sehr gut, die Ausfallerscheinungen durch allgemeine Floskeln zu verschleiern, wie etwa: »Das kann ja jedem mal passieren«, oder: »Du weißt ja, was ich sagen wollte«. Im weiteren Verlauf »erfinden« sie Antworten auf Fragen oder reimen sich die richtige Antwort aus dem Kontext zusammen.

> **Ein belastendes Problem für die Betroffenen ist die Phase der Erkrankung, in der die Defizite voranschreiten und vom Patienten noch als Defizit wahrgenommen werden. In dieser Phase überwiegen Stimmungsschwankungen, die von ängstlich, unsicher und ratlos bis hin zu verzweifelt und depressiv reichen.**

Bei der schweren Demenz treten schließlich zusätzlich körperliche Symptom auf, die letztendlich zur vollkommenen Hilflosigkeit und **Pflegebedürftigkeit** führen.

Beeinträchtigung der Denkprozesse:
- Wortfindungsstörungen
- Gedächtnisstörungen, zunächst beim Kurzzeitgedächtnis, später auch beim Langzeitgedächtnis
- **Desorientierung**
- Verlust der **Abstraktionsfähigkeit** und Urteilsfähigkeit mit Verkennen von Situationen oder Personen
- Wahn und Halluzinationen
- Konfabulationen

Frau Maier läuft ziellos auf dem Gang umher, obwohl ihre betreuende Pflegekraft Frau Lehmann sie schon einige Male aufgefordert hat, das Mittagessen im Speisesaal einzunehmen. Sie spricht sie an:

Frau Lehmann: »Frau Maier, wo kommen Sie denn her, möchten Sie nicht zum Essen kommen?«

Frau Maier: »Doch, doch, ich musste nur gerade noch etwas fertig machen.«

Frau Lehmann: »Was haben Sie denn gemacht?«

Frau Maier: »Oh, das war wirklich sehr wichtig, meine Mutter hat Besuch bekommen und ich musste ihr bei den Vorbereitungen helfen. Sie können sich ja vorstellen, was das bedeutet: Betten beziehen, Kuchen backen, Staub wischen, ja, ja man hat halt immer was zu tun. Jetzt bin ich wirklich froh, dass wir noch alles rechtzeitig fertig gemacht haben, meine Schwester ist da ja keine große Hilfe. Naja, sie war schon immer ein bisschen speziell, verbringt halt mehr Zeit vor dem Spiegel als bei der Arbeit. Aber meine Mutter weiß, dass sie sich auf mich verlassen kann.«

Die Störungen des Denkens äußern sich zu Beginn der Erkrankung häufig in Form von Missverständnissen, die zu Konflikten im sozialen Umfeld des Betroffenen führen.

Bei der **Orientierung** unterscheidet man vier verschiedene Bereiche, die beim Auftreten von Orientierungsstörungen separat betrachtet werden.

Orientierungsfähigkeit:
- Zeitliche Orientierung
- Örtliche Orientierung
- Orientierung zur Situation
- Orientierung zur Person

Bei einer ausgeprägten Desorientiertheit können alle vier Bereiche betroffen sein.

Ein Beispiel für eine komplette Orientierungsstörung sind Betroffene, die sich selbst im Spiegel nicht mehr erkennen und sich deshalb angeregt mit ihrem Spiegelbild unterhalten.

Die wichtigsten therapeutischen Maßnahmen für den Umgang mit Beeinträchtigungen des Denkens werden im Kapitel »Umgang mit dementen Menschen« (▶ Kap. 3) beschrieben.

Beeinträchtigungen des Verhaltens:
- **Agitiertheit**, Unruhe
- Schlafstörungen
- Ggf. Umkehr des Tag-Nacht-Rhythmus
- Verbal oder physisch aggressives Verhalten
- Wandern, Weg- bzw. Hinlauftendenzen
- Orientierungsstörungen
- Erregungszustände, delirantes Verhalten

Konfabulieren bedeutet das Erzählen von objektiv falschen Geschichten (lateinisch »fabula«: Geschichte, Märchen), um über Gedächtnisprobleme hinwegzutäuschen.

- Realitätsverkennung
- »Fassaderes« Verhalten, das bedeutet, der Betroffene versucht, eine Fassade aufrecht zu erhalten
- Depressive Verstimmungen

Die Kapitel »Umgang mit dementen Menschen« (▶ Kap. 3) sowie »Betreuung« (▶ Kap. 6) beschäftigen sich mit den möglichen Maßnahmen bei Verhaltensstörungen unter Berücksichtigung eines angemessenen Umgangs.

Körperliche Symptome:
- Antriebslosigkeit
- Gangstörungen mit Sturzneigung
- Weitere **motorische** Störungen
- Schluckstörungen mit Mangelernährung
- Harn- und Stuhlinkontinenz

Im Endstadium liegt der Betroffenen oftmals in Embryonalstellung im Bett, kann nicht mehr kommunizieren und ist in allen Bereichen auf Hilfe angewiesen.

Die möglichen pflegerischen Maßnahmen werden im Kapitel »Pflege und Dokumentation« (▶ Kap. 5) beschrieben.

Eine Beurteilung der Verhaltensauffälligkeiten ermöglicht die Cohen-Mansfield-Skala. Diese wird von Fachexperten bearbeitet und zum besseren Verständnis im Anhang vorgestellt (▶ Anhang 1). Eine Beurteilung des Wohlbefindens ist außerdem durch das Heidelberger Instrument zur Erfassung der Lebensqualität demenzkranker Menschen H.I.L.DE. möglich.

1.1.3 Diagnose und Differenzialdiagnose

Nur durch eine genauere Diagnostik durch bildgebende Verfahren und verschiedene Testverfahren kann die Demenz von anderen Krankheitsbildern differenziert werden. Zunächst wird das klinische Bild zur Diagnosestellung erhoben, wobei vor allem die kognitiven Beeinträchtigungen untersucht werden.

Bildgebende Verfahren, insbesondere die **Computertomographie** und die **Kernspintomographie**, ermöglichen die genauere Untersuchung der Ursache. Bei der Alzheimer-Krankheit kann eine genaue Diagnose oftmals erst in fortgeschrittenem Stadium oder nach dem Tod gestellt werden, indem das Gehirn untersucht wird. Die Diagnose ist deshalb eine Ausschlussdiagnose und dient auch der Verlaufskontrolle.

Die wichtigsten Testverfahren, die auch eine Aussage über das Voranschreiten der Erkrankung zulassen, sind der Mini-Mental-State-Test MMST (▶ Anhang 2) und der Uhrentest (◘ Abb. 1.4). Beide können jederzeit und mit geringem Zeitaufwand durchgeführt werden. Beim Uhrentest nach Shulman wird der Betroffene aufgefordert, eine

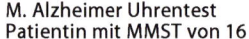

M. Alzheimer Uhrentest
Patientin mit MMST von 16

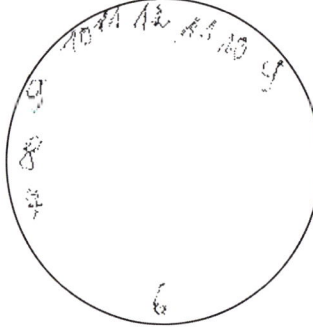

◘ **Abb. 1.4** Uhrentest

Uhr zu zeichnen und eine bestimmte Uhrzeit einzutragen. Für das Ergebnis werden Punkte nach festgelegten Kriterien vergeben. Zur Durchführung der Tests ist eine **gerontopsychiatrische** Fachkompetenz notwendig, zum besseren Verständnis werden dennoch beide Tests dargestellt.

Eine Erkrankung, die ähnliche Symptome aufweist und deshalb bei der Diagnosestellung ausgeschlossen werden muss, ist die Depression.

Bei depressiven Erkrankungen können demenzielle Symptome auftreten und umgekehrt. Die genaue Unterscheidung ist jedoch vor allem für die medikamentöse Behandlung wichtig.

> Bei der Depression kann eine sogenannte »Pseudodemenz« auftreten, die ähnliche Symptome hervorruft, sich jedoch nach dem Abklingen der depressiven Episode komplett zurückbildet.

1.1.4 Prognose

Wie bereits beschrieben, ist das demenzielle Syndrom aufgrund einer organischen Ursache vollkommen reversibel. Alle anderen Formen der Erkrankung sind jedoch nicht heilbar und führen über Monate bis Jahre zur vollkommenen Hilflosigkeit mit Pflegebedürftigkeit und letztendlich zum Versterben des Betroffenen.

Einige sehr seltene, erblich bedingte Formen der Erkrankung haben einen rasch voranschreitenden Verlauf.

1.1.5 Behandlung

Zum Einsatz kommen Medikamente, psychologische und psychosoziale Verfahren sowie Interventionen, die verhaltenstherapeutisch orientiert sind.

Medikamentöse Behandlung

Eine medikamentöse Behandlung der Demenz dient dazu, den Krankheitsverlauf zu verlangsamen, und kann bei einer leichten bis mittelschweren Demenz eingesetzt werden. Je nach Präparat verzögert sich das Fortschreiten der Erkrankung um 3 bis 6 Monate und es kommt zu einer Stabilisierung der Gehirnfunktionen.

> ❯ Nebenwirkungen sind Übelkeit und Erbrechen, Blutdruckabfall und Schwindel sowie, vor allem zu Beginn der Behandlung, Unruhe und Schlafstörungen. Eine Wirkung kann erst nach mindestens 2-wöchiger Einnahme beurteilt werden.

Die symptomatische Behandlung bei Unruhe, Erregungszuständen, Ängsten und wahnhaften Krankheitszeichen besteht in der Verabreichung von Medikamenten, die eine **sedierende** Wirkung besitzen.

Am häufigsten werden die sogenannten Neuroleptika eingesetzt, die jedoch bei älteren Menschen sehr vorsichtig dosiert werden müssen, da es zu gravierenden Nebenwirkungen kommen kann. Mit nach-

Man geht davon aus, dass ältere Patienten aufgrund der nachlassenden Leber- oder Nierenfunktion nur etwa die Hälfte der Dosis benötigen.

lassender Stoffwechselfunktion im Alter kann es zu einem Anstieg des Wirkstoffs im Blut kommen, einer sogenannten Kumulation.

Mögliche Nebenwirkungen der Neuroleptika:

- Müdigkeit
- Blutdruckabfall
- Herzrasen
- Mundtrockenheit oder Speichelfluss
- Erhöhte Sturzgefährdung
- Vermindertes Schmerzempfinden
- Schluckstörungen
- Veränderungen des Appetits
- Depressive Verstimmung
- Parkinson-ähnliche Symptome
- Zungenkrämpfe
- Blickkrämpfe
- Sitzunruhe

Als schwerwiegende Spätfolge schließlich, können bei den klassischen Neuroleptika sogenannte Spätdyskinesien auftreten. Dies sind unwillkürliche Bewegungen des Körpers und der mimischen Gesichtsmuskulatur. Im ungünstigsten Fall bleiben sie lebenslang bestehen oder müssen zumindest jahrelang medikamentös behandelt werden.

> **Praxistipp**
>
> Im täglichen Kontakt mit dem Betroffenen ist es wichtig, auf entsprechende Hinweise zu achten und diese Beobachtungen im Team auszutauschen.

Weitere schwerwiegende Nebenwirkungen sind das **Delir** oder das **maligne** neuroleptische Syndrom, eine Unverträglichkeitsreaktion auf das Medikament, die einen lebensbedrohlichen Zustand darstellt.

Die Behandlung von Unruhezuständen oder Schlafstörungen bei Demenz mit Benzodiazepinen, also Valium-ähnlichen Beruhigungsmitteln, kann zu paradoxen Reaktionen führen. Die Betroffenen werden dann umtriebig oder euphorisch. Ein weiterer Grund, weshalb Benzodiazepine zurückhaltend verordnet werden, ist die Gefahr von Störungen der Atmung und das hohe Suchtpotenzial dieser Substanzen.

Nicht-medikamentöse Behandlung

Im Lauf der letzten Jahrzehnte wurden etliche Forschungsergebnisse erarbeitet und darauf basierend mehrere therapeutische Interventionen entwickelt, die an dieser Stelle lediglich aufgezählt werden. Eine genauere Beschreibung erfolgt in Kapitel »Umgang mit dementen Menschen« (▶ Kap. 3) sowie in Kapitel »Betreuung« (▶ Kap. 6).

Mögliche Behandlungsstrategien:
- Bewertung der Verhaltensstörung (Assessment)
- Aktivierung und Beschäftigung
- Biografiearbeit, Erinnerungsalbum
- Tagesstrukturierung
- Milieutherapeutische Interventionen
- Personenzentrierte Interventionen z. B.:
  - Realitätsorientierungstraining bzw. Realitätsorientierungshilfe
  - Gedächtnistraining
  - Alltagstraining
  - Einsatz von Tieren
  - Musiktherapie
  - Aromatherapie
  - Validation
  - **Snoezelen**
  - Dementia Care Mapping DCM

Die Möglichkeiten der einzelnen Maßnahmen beschreibt das Kapitel »Betreuung« (▶ Kap. 6).

Vorbeugung

Wissenschaftlich gesichert ist momentan nur die Vorbeugung gegen die vaskuläre Demenz, die in der Vermeidung von Risikofaktoren besteht.

Bei der Demenz vom Alzheimer-Typ werden kontinuierlich neue Strategien der Vorbeugung in den Medien aufgegriffen, deren Wirksamkeit für den Einzelnen nicht überprüfbar ist und die deswegen an dieser Stelle nicht detailliert aufgezählt werden.

> **Praxistipp**
>
> Eine allgemein gesunde Lebensführung mit ausgewogener Ernährung, regelmäßiger Bewegung und geistiger Aktivität ist mit Sicherheit in der **Prävention** sinnvoll.

Komplikationen

Die bedeutendste Komplikation der verschiedenen Demenzformen ist das Delirium.

> **Definition**
>
> Der Begriff Delirium (Delir) stammt vom griechischen »leros«: Irrsinn, Unsinn und vom lateinischen »delirare«: wahnsinnig sein. Prinzipiell handelt es sich um eine Bewusstseinsstörung.

Beim Delir handelte sich um eine akut oder schleichend auftretende Störung des Bewusstseins mit verminderter Konzentration, Störungen von Gedächtnis und Orientierung sowie Wahrnehmungsstörungen im Sinne von Halluzinationen, die eine große Unruhe und Angst auslösen. Im Gegensatz zur Demenz und zur Depression ist beim Delirium das Bewusstsein reduziert.

Praxistipp

Typisch für das Delirium sind nestelnde Bewegungen der Hände.

Ein Delirium ist immer ein Notfall!

Ausgelöst werden kann das Delirium durch eine Vielzahl von Ursachen.

Ursachen des Delirs:
- Fieber
- Sauerstoffmangel
- Nach Operationen
- Infektionen, z. B. Harnwegsinfektionen, Lungenentzündung
- Herzinsuffizienz, Blutarmut
- Störungen des Flüssigkeits- und Elektrolythaushalts
- Alkoholentzug
- **Medikamentenintoxikation**
- Stoffwechselstörungen

Das Delir ist dringend behandlungsbedürftig, da es eine lebensbedrohliche Situation für den Betroffenen darstellt. Durch die Belastung besteht die Gefahr eines Herz-Kreislauf-Versagens.

> ❯ **Wichtig und in vielen Fällen schwierig ist die rechtzeitige Erkennung des Delirs, damit eine stationäre Krankenhausaufnahme und eine medikamentöse Behandlung eingeleitet werden kann.**

Psychische Erkrankungen

Du kannst vor dem davonlaufen, was hinter dir her ist, aber was in dir ist, das holt dich ein.
Afrikanisches Sprichwort

Einige psychiatrische Krankheitsbilder ähneln von der Symptomatik her dem Krankheitsbild der Demenz. Die Patienten leiden zum Teil unter Einschränkungen der **Alltagskompetenz** und benötigen Beaufsichtigung, Unterstützung und Anleitung. Aus diesem Grund wurden alle Personen mit eingeschränkter Alltagskompetenz vom Gesetzgeber in die zu betreuende Gruppe aufgenommen.

Um Personen mit eingeschränkter Alltagskompetenz aufgrund psychischer Störungen angemessen betreuen zu können, muss die Betreuungskraft umfassende Kenntnisse über Ursachen und Auswirkungen dieser Erkrankungen besitzen. In diesem Kapitel werden deshalb die Psychosen, die Depression sowie die geistige Behinderung genauer beschrieben.

2.1   Psychose

Abzugrenzen sind die Begriffe »Psychose« und »Neurose«.

Bei dem Begriff »Psychose« handelt es sich um einen Überbegriff, der für eine Gruppe psychischer Störungen steht. Er wird oftmals synonym mit dem Begriff Schizophrenie verwendet.

Psychose – Psychose stammt aus dem Griechischen und besteht aus dem Wort *Psyche*, also Geist, Seele und der Endung *-ose*, die einen krankhaften Zustand bezeichnet. Übersetzen würde man den Begriff Psychose also mit »psychische oder seelische Krankheit«.

Neurose – Abzugrenzen ist die Psychose von dem Begriff Neurose. Auch dieser stammt aus dem Griechischen, zusammengesetzt aus den Worten *Neuron*, Nerv und der Endung *-ose*. Im Gegensatz zur Psychose versteht man unter der Neurose eine leichtere seelische Störung, die durch **traumatische** oder negative Erlebnisse entsteht und zu Ängsten, Zwängen, Verstimmungen, Störungen des Sozialverhaltens und **Panik** führt.

Im Unterschied zur Psychose nimmt der Patient die Störung deutlich als behandlungsbedürftige Krankheit wahr.

2.1.1   Unterteilung der Psychosen

Man unterscheidet prinzipiell zwischen organischen und nichtorganischen Psychosen, wobei bei der organischen Psychose eine Erkrankung des Gehirns nachweisbar ist.

Organische Psychosen:
- Aufgrund von Hirnerkrankungen, z. B. Demenz, Tumor
- Aufgrund von Hirnverletzungen, z. B. Schädel-Hirn-Trauma
- Aufgrund von Entzündungen des Gehirn, z. B. Herpes-Enzephalitis

— Aufgrund von exogen zugeführten Substanzen, z. B. Medikamente, Drogen

Nicht-organische Psychosen:
— Psychosen des schizophrenen Formenkreises: Aufgrund der Vielfalt der hier zu beobachtenden Symptomatik wird diese Formulierung heute üblicherweise anstelle des Begriffes Schizophrenie verwendet.
— Affektive Psychosen: Hierunter fallen der Wechsel zwischen **Manie** und Depression und oft auch einfache, schwere Depressionen.
— Mischformen: Die sogenannten schizoaffektiven Psychosen.

2.1.2 Symptome der Psychose

Die Hauptsymptome der Psychose sind Verfolgungswahn (paranoide Symptome) und **Halluzinationen**.

Weitere Symptome sind Ich-Störungen, also das Gefühl der Beeinflussung der eigenen Person durch andere Menschen oder das Gefühl, andere könnten die eigenen Gedanken lesen. Hinzu kommen Störungen des Denkprozesses, etwa Gedankenabreißen, Wahnerleben oder Gedankenentzug.

Paranoide Symptome

Die paranoiden Symptome, also das Gefühl, verfolgt oder bedroht zu werden, führen oft dazu, dass der Patient versucht, sich dieser Situation zu entziehen, indem er sich beispielsweise tagelang in seiner Wohnung verbarrikadiert oder sich im Wald versteckt.

Beim Verfolgungswahn fühlen sich die Betroffenen häufig durch Personen verfolgt, mit denen sie im Alltag regelmäßig Kontakt haben, etwa Verwandte, Kollegen oder Nachbarn. Einige Patienten fühlen sich von Geheimdiensten oder der Mafia verfolgt, wieder andere haben das Gefühl, alle Menschen möchten ihnen etwas Böses tun und sind hinter ihnen her.

Die Erlebnisse, über die die Betroffenen berichten, führen zu massiven Ängsten, bis hin zur Todesangst.

> ❯ Im schlimmsten Fall kommt es durch diese Symptome zum Suizidversuch oder gar zum Selbstmord. Außerdem kann durch den Verfolgungswahn das Auftreten von fremdaggressivem Verhalten ausgelöst werden, wenn die Betroffenen versuchen, sich gegen ihre »Verfolger« zu wehren.

Das Vorliegen von eigen- oder fremdaggressivem Verhalten kann eine geschlossene Unterbringung notwendig machen.

Halluzinationen

Bei den Halluzinationen unterscheidet man verschiedene Qualitäten:

- Akustische Halluzinationen
- Optische Halluzinationen
- Olfaktorische Halluzinationen
- Körpermissempfindungen

■ Akustische Halluzinationen

Bei akustischen Halluzinationen handelt es sich um die Wahrnehmung von Geräuschen, die in der Realität nicht existieren. Einige Patienten hören Musik oder andere Geräusche, die keine Belastung oder Bedrohung darstellen, die meisten hören jedoch Stimmen, die sie beschimpfen, bedrohen oder sie auffordern, etwas zu tun.

Sogenannte imperative Stimmen befehlen dem Betroffenen, was er tun soll, gelegentlich fordern sie den Patienten sogar zum Selbstmord auf. Oftmals handelt es sich auch um Stimmen, die den Betroffenen verbieten, mit anderen Menschen über ihr Problem zu sprechen, oder ihnen gar drohen, sie dafür zu bestrafen. Aus diesem Grund ist es manchmal schwierig, akustische Halluzinationen zu bemerken. In der Beobachtung des Patienten kann man jedoch oft feststellen, dass er »Selbstgespräche« führt oder ängstlich in eine bestimmte Richtung schaut. Gelegentlich hören die Patienten auch Stimmen, die aus dem Fernseher oder dem Radio zu ihnen sprechen.

■ Optische Halluzinationen

Bei den optischen Halluzinationen handelt es sich um das Sehen von Gegenständen oder Personen, die nicht existieren. Auch hier kann es zu einem Gefühl der Bedrohung bis hin zur Todesangst kommen. Gerade wenn der Betroffene Personen sieht, die ihm etwas antun möchten, oder Tiere, die ihn angreifen wollen, werden massive Ängste ausgelöst.

Patienten berichten beispielsweise, dass sie den Teufel gesehen haben, der hinter ihnen her ist, oder dass vor ihrer Tür ein Leichenwagen steht, in dem sie abgeholt werden.

■ Olfaktorische Halluzinationen

Diese Form der Halluzination ist eher selten. Die Betroffenen riechen meist unangenehme Gerüche und fühlen sich dadurch beeinträchtigt. Zu einer Gefährdung kann es kommen, wenn es sich um bedrohliche Gerüche handelt, etwa ein Gasgeruch.

■ Körpermissempfindungen

Auch diese Form der Halluzination tritt eher selten auf und führt nur gelegentlich zu eigen- oder fremdgefährdendem Verhalten.

Die Betroffenen berichten beispielsweise, dass sie bestimmte Körperteile nicht mehr spüren können oder dass ihre Körpertemperatur **abnorm** ist. Als quälend werden Körperhalluzinationen in Form von Kribbeln oder kleinen Tieren empfunden, die sich auf der Haut befinden. Zu beobachten ist dann gelegentlich, dass die Patienten stundenlang sehr heiß duschen, um die Tiere abzutöten.

Ausgelöst werden dieses Symptome durch eine Störung der Neurotransmitter. Dabei handelt es sich um Substanzen, die Nervenimpulse im Gehirn von einer Nervenzelle zur nächsten übertragen. Eine wichtige Rolle scheint dabei der Neurotransmitter Dopamin zu spielen. Man geht jedoch davon aus, dass eine gewisse Veranlagung für die Erkrankung vorhanden sein muss, da auch eine erbliche Komponente festgestellt wurde.

Jegliche Form einer paranoid-halluzinatorischen Psychose ist für den Betroffenen eine unvorstellbare Qual.

Vermutet wird außerdem, dass bei einer vorhandenen Vulnerabilität, d. h. Verletzlichkeit, die Psychose durch Stress ausgelöst wird.

> ❯ Dabei kann es sich sowohl um negativen Stress, etwa der Tod einer nahestehenden Person, der Verlust des Arbeitsplatzes, eine Scheidung, eine nicht bestandene Prüfung etc., als auch um positiven Stress handeln, beispielsweise eine Hochzeit, die Geburt eines Kindes oder ähnliche Ereignisse.

2.1.3 Behandlung und Betreuung

Die Behandlung besteht zunächst in der Verabreichung von Medikamenten, die gezielt gegen die psychotische Symptomatik wirken, sogenannte Neuroleptika oder Antipsychotika (▶ Kap. 1). Diese Stoffe greifen in den Gehirnstoffwechsel ein und hemmen die Übertragung des Neurotransmitters Dopamin.

Erschwert wird die Therapie durch das Symptom der fehlenden Krankheitseinsicht.

Da die Betroffenen sich verfolgt fühlen und davon ausgehen, dass man ihnen etwas antun möchte, gestaltet sich die Medikamentengabe meist schwierig. In diesem Fall werden oft angstlösende Medikamente zusätzlich verabreicht.

Beispiele für Neuroleptika und Antipsychotika:
- Haldol
- Melleril
- Dipiperon
- Eunerpan
- Risperdal
- Zyprexa
- Leponex

> ❯ Weil die medikamentöse Behandlung die einzige wirksame Therapie darstellt, muss auf eine regelmäßige Medikamenteneinnahme geachtet werden oder gar eine Zwangsmedikation erfolgen.

Aufgabe der Pflege und Betreuung ist – neben der Verabreichung von Medikamenten – die Beobachtung des Betroffenen, die Unterstützung im Alltag und das Herstellen einer vertrauensvollen Beziehung, so dass der Patient die Möglichkeit findet, über seine Probleme zu sprechen, und lernt, mit der Erkrankung umzugehen.

> ❯ **Im Gespräch mit dem Patienten ist es wichtig, Anzeichen von psychotischen Symptomen wahrzunehmen, dies dem Patienten auch mitzuteilen, ihm zu vermitteln, dass man diese Krankheitszeichen als Belastung nachvollzieht, ohne ihn in seiner Realität zu bestärken. Es ist unmöglich, dem Patienten sein Wahnerleben auszureden, man darf ihnen jedoch auch nicht darin bestätigen, in dem man »mitspielt«.**

2.2   Depression

Die Depression ist eine der häufigsten psychiatrischen Erkrankungen. Allein in Deutschland erkranken etwa 20 % der Bundesbürger einmal in ihrem Leben an einer Depression.

Depression

Der Begriff Depression kommt von dem lateinischen Wort »deprimare«: niederdrücken, und bezeichnet die bedrückte, traurige Stimmung des Betroffenen. Hinzu kommen jedoch noch weitere Symptome.

2.2.1   Symptome der Depression

Frauen sind häufiger betroffen als Männer.

Die klassischen Symptome der Depression resultieren aus verschiedenen Faktoren, deren Zusammenwirken meist schleichend zu typischen Krankheitszeichen führt. Ursächlich liegt ein Ungleichgewicht verschiedener Botenstoffe im Gehirn zugrunde, wobei vor allem ein **Noradrenalin**- und **Serotonin**mangel zu beobachten ist. Hinzu kommen akute Belastungen, etwa der Verlust einer wichtigen Person, der Verlust der Arbeit oder der Umzug in ein Pflegeheim.

Symptome:
- Gedrückte, hoffnungslose, niedergeschlagene Stimmung
- Antriebslosigkeit, Müdigkeit, Erschöpfung
- Rückzug, bevorzugt ins Bett, mit sozialer Isolierung
- Gefühl der »Gefühllosigkeit«
- Innere Leere
- Störung von Konzentration und Entscheidungsfähigkeit
- **Libidoverlust**
- Appetitlosigkeit, meist mit Gewichtsverlust
- Schlafstörungen

- Innere Unruhe
- Grübelneigung
- Angst
- Selbstmordgedanken
- Schuldgefühle
- Körperliche Schwäche und Vernachlässigung

Häufig kann man bei depressiven Menschen ein sogenanntes Morgentief beobachten. Dies bedeutet, dass die Stimmung und der Antrieb am frühen Morgen besonders beeinträchtigt sind und sich dies im Tagesverlauf verbessert.

Typisch ist ebenfalls die saisonale Depression. Sie wird auch Winter- oder Lichtmangeldepression genannt und beginnt meist Ende September. Die Symptome verschwinden im Frühling oft von alleine wieder.

Für den Betroffenen ist es ein großes Problem, dass das Umfeld die Erkrankung nicht als solche wahrnimmt.

> **Der Einfluss des Lichts auf die Stimmung wird bei der Lichttherapie auch therapeutisch genutzt.**

2.2.2 Behandlung und Umgang mit Depressiven

Die medikamentöse Behandlung mit Antidepressiva ist der wichtigste therapeutische Ansatzpunkt.

Antidepressiva:
- Aponal
- Saroten
- Nortrilen
- Remergil
- Cipramil
- Fluctin
- Zoloft
- Trevilor

Zusätzlich kommen verhaltenstherapeutische oder tiefenpsychologische Verfahren zum Einsatz. Unterstützend ist es wichtig, auf einen akzeptierenden und aktivierenden Umgang mit dem Depressiven zu achten und dadurch seine Ressourcen zu mobilisieren.

> **Weder sollte man den Betroffenen mit Aktionismus überfordern, noch sollte man seine Rückzugstendenzen ignorieren. Außerdem muss auf Selbstmordgedanken geachtet werden, da sich zu Beginn der Behandlung erst der Antrieb verbessert, die Stimmung jedoch noch schlecht ist.**

Die Aktivierung beginnt vorsichtig mit der gemeinsamen Planung einer Tagesstruktur mit einfachsten Anforderungen, die der Patient erfüllen kann. Nach und nach kommen Gruppenaktivitäten und Beschäftigungsangebote hinzu.

Die Umgebung eines Depressiven neigt dazu, den Patienten entweder zu bemitleiden oder seine Probleme zu bagatellisieren.

Praxistipp

Der erste Schritt der Betreuung ist der Aufbau einer Beziehung mit dem richtigen Maß an Nähe und Distanz und unter Berücksichtigung einer geeigneten Kommunikation. Weder ein forderndes Verhalten, etwa mit Aussagen wie: »Jetzt lassen Sie sich nicht so hängen!«, noch ein verniedlichendes Verhalten mit Aussagen wie: »Das wird schon wieder!«, ist für den Betroffenen hilfreich.

2.3   Geistige Behinderung

Der Begriff »geistige Behinderung« ist eigentlich nicht mehr sehr geläufig, wird jedoch sowohl im alltäglichen Sprachgebrauch als auch in der Richtlinie des Spitzenverbandes der gesetzlichen Krankenversicherung zur Qualifikation von zusätzlichen Betreuungskräften verwendet.

❯ **Das Krankheitsbild wird im medizinisch-pflegerischen Sprachgebrauch eher als Minderbegabung, als Intelligenzdefekt oder als Lernbehinderung bezeichnet.**

2.3.1   Symptome der Minderbegabung

Die typischen Zeichen einer Minderbegabung sind kognitive Einschränkungen in allen Teilbereichen des Denkens (▶ Kap. 1.1.2).

In unterschiedlichem Ausmaß ist auch der Affekt, also das Gefühlsleben verändert und es kommt zu Verhaltensauffälligkeiten und psychischen Störungen.

Schweregrade der Intelligenzminderung nach der Internationalen Klassifikation:

- Leichte geistige Behinderung (leichte Intelligenzminderung, früher Debilität)
  Der Intelligenzquotient (IQ) liegt zwischen 50 und 69. Die Betroffenen haben Schwierigkeiten in der Schule und erreichen als Erwachsene ein Intelligenzalter von 9 bis unter 12 Jahren. Viele Erwachsene können arbeiten, gute soziale Beziehungen pflegen und ihren Beitrag zur Gesellschaft leisten.
- Mittelgradige geistige Behinderung (auch mittelgradige Intelligenzminderung, früher Imbezillität)
  Der Intelligenzquotient (IQ) liegt zwischen 35 und 49. Dies entspricht beim Erwachsenen einem Intelligenzalter von 6 bis unter 9 Jahren. Es kommt zu deutlichen Entwicklungsverzögerungen

in der Kindheit. Die meisten können aber ein gewisses Maß an Unabhängigkeit erreichen und eine ausreichende Kommunikationsfähigkeit und Ausbildung erwerben. Erwachsene brauchen in unterschiedlichem Ausmaß Unterstützung im täglichen Leben und bei der Arbeit.

- Schwere geistige Behinderung (auch schwere Intelligenzminderung, früher Imbezillität)
  Der Intelligenzquotient (IQ) liegt zwischen 20 und 34. Dies entspricht beim Erwachsenen einem Intelligenzalter von 3 bis unter 6 Jahren. Da die Betroffenen nicht lesen und schreiben lernen und keine allgemeinbildende Schule besuchen können, besuchen sie eine Förderschule, wo sie lebenspraktische Bildung erhalten; andauernde Unterstützung ist nötig.
- Schwerste geistige Behinderung (auch schwerste Intelligenzminderung, früher Idiotie)
  Der Intelligenzquotient (IQ) liegt unter 20, dies entspricht beim Erwachsenen einem Intelligenzalter von unter 3 Jahren. Die eigene Versorgung, **Kontinenz**, Kommunikation und Beweglichkeit sind hochgradig beeinträchtigt.
- Dissoziierte Intelligenz
  Es besteht eine deutliche Diskrepanz von mindestens 15 IQ-Punkten, z. B. zwischen Sprach-IQ und Handlungs-IQ.
- Andere geistige Behinderung (auch andere Intelligenzminderung)
  Diese Kategorie sollte nur verwendet werden, wenn die Beurteilung der Intelligenzminderung mit Hilfe der üblichen Verfahren wegen begleitender sensorischer oder körperlicher Beeinträchtigungen besonders schwierig oder unmöglich ist, wie bei Blinden, Taubstummen, schwer verhaltensgestörten oder körperlich behinderten Personen.
- Nicht näher bezeichnete geistige Behinderung (auch nicht näher bezeichnete Intelligenzminderung)
  Die Informationen sind nicht ausreichend, die Intelligenzminderung in eine der oben genannten Kategorien einzuordnen.

2.3.2 Behandlungsmöglichkeiten

Die Heilung einer geistigen Behinderung bzw. einer Minderbegabung ist normalerweise nicht möglich, da es sich um einen angeborenen Defekt handelt. Allerdings kann durch eine gezielte Förderung ein möglichst selbstständiges Leben erreicht werden. Zum Einsatz kommen sonderpädagogische und heilpädagogische Maßnahmen.

Die Förderung beginnt meist schon im Kindergarten und konzentriert sich auf den Erwerb intellektueller Fähigkeiten, um dadurch die Alltagskompetenz zu verbessern.

Je nach Schweregrad und Ausprägung kommen verschiedene therapeutische Maßnahmen zum Einsatz.

> ❯ **Die Unterstützung einer Tagesstruktur, die Anleitung bei Alltagsaktivitäten und die Begleitung bei der Freizeitgestaltung sind die Basis der Therapie.**

Leitprinzipien der Therapie:

- Erwachsenengemäße Orientierung: Erwachsene, die an einer geistigen Behinderung leiden, dürfen nicht wie ein Kind behandelt werden.
- Subjektzentrierung: Bei der Therapie soll auf den Betroffenen geachtet werden, seine Wünsche müssen respektiert werden.
- Ich-Du-Bezug: Jede Therapie sollte als partnerschaftliche Beziehung und nicht als Zwang angesehen werden.
- Emanzipatorisches Prinzip: Der Patient soll sich eigenständig zu einem Ich-starken Menschen entwickeln; genau wie jeder andere Mensch hat er seinen Platz in der Gesellschaft.
- Assistenz und Kooperation: Der Weg zur Selbstständigkeit ist das Ziel.
- Ganzheitlich-integratives Prinzip: Der geistig behinderte Mensch muss als »Einheit« angesehen werden.
- Prinzip der Entwicklungsgemäßheit; die Orientierung am Menschen steht im Vordergrund: In einer für den Patienten angenehmen Situation soll dieser zu Lernfortschritten ermutigt werden.
- Lebensnähe und handelndes Lernen: Der Patient soll im natürlichen Lebensraum sowohl die alltäglichen Hausarbeiten, als auch die Lebenswirklichkeit außerhalb des Wohnmilieus erfahren.
- »Sein«-lassen und Vertrauen in die Ressourcen: Nicht nur das Lernen und Verbessern der Fähig- und Fertigkeiten sollte im Vordergrund stehen, sondern auch das zweckfreie und selbstbestimmte Leben; dem Patienten muss die Möglichkeit gegeben werden, sein eigenes Leben zu entdecken.

> ❯ **Um all diese Anforderungen erfüllen zu können, ist es für die Betreuungskraft entscheidend, immer wieder auch das eigene Verhalten zu reflektieren.**

Umgang mit dementen Menschen

Wir müssen miteinander reden, nicht gegeneinander.
Anthony Yeboah

Die Kommunikation mit dementen Menschen, der tägliche Umgang und die daraus resultierenden Situationen sind für den Demenzbegleiter eine große Herausforderung. Immer wieder spürt man, dass man mit seiner Geduld an Grenzen stößt, dass man Mühe hat, den Betroffenen zu verstehen, oder dass dieser Wünsche äußert, die man nicht erfüllen kann oder möchte.

Die Basis der Arbeit und Beschäftigung mit dementen oder verhaltensveränderten Menschen ist zum einen das Einfühlungsvermögen und die Kommunikationsfähigkeit, zum anderen jedoch die Fähigkeit, das eigene Verhalten wahrzunehmen, zu analysieren und bei Bedarf zu verändern.

In diesem Kapitel werden zunächst grundlegende Kenntnisse zum Thema Kommunikation vermittelt, anschließend beschäftigt sich dieser Abschnitt mit der Vermeidung von Konflikten, mit Grundregeln der **Interaktion** und mit wichtigen Verhaltensweisen beim Umgang mit dementen Menschen.

3.1   Kommunikation

> ┌─ **Kommunikation** ──────────────────────────────
> Der Begriff Kommunikation stammt vom lateinischen »communicare«: teilen, mitteilen, teilnehmen, und bedeutet ein gemeinschaftliches Handeln, bei dem Ideen, Gedanken, Wissen, Erlebnisse und Erkenntnisse ausgetauscht werden.

»Man kann nicht nicht kommunizieren«, sagte schon der österreichische Kommunikationswissenschaftler und Philosoph Paul Watzlawick und meinte damit, dass Menschen auch durch andere Verhaltensweisen als das Sprechen Informationen austauschen und Signale aussenden.

Dies ist vor allem bei Menschen zu beobachten, die in ihrer Kommunikationsfähigkeit beeinträchtigt sind und deshalb durch andere Kanäle, beispielsweise durch Mimik und Gestik, kommunizieren.

❯ **Für den Begleiter ist es deshalb unerlässlich, die normale Kommunikation und die veränderte Kommunikation bei Demenz zu kennen und zu beachten.**

Kommunikation beinhaltet den Informationsaustausch zwischen Sender und Empfänger, unter Verwendung von Sprache, Gestik und Mimik, Schrift oder Bild.

Das gängigste Kommunikationsmodell, das von Stuart Hall 1970 entwickelt wurde, definiert die Kommunikation als Informationsweitergabe von einem Sender zu einem Empfänger. Dieses Modell wurde in der Kommunikationspsychologie weiter entwickelt und verfeinert.

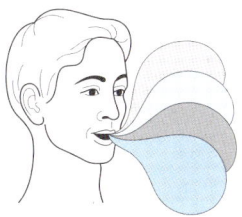 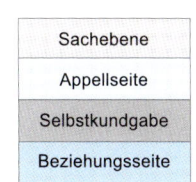 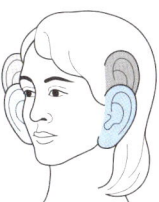

| Sachebene |
| Appellseite |
| Selbstkundgabe |
| Beziehungsseite |

◘ Abb. 3.1 Kommunikationsmodell nach Schulz von Thun

In der Arbeitswelt kann die Kommunikation unter Berücksichtigung des Kommunikationsmodells nach Schulz von Thun (◘ Abb. 3.1) genauer untersucht werden. Bei diesem Modell werden die vier Seiten des Gesprächsprozesses genauer betrachtet.

Unter Berücksichtigung der vier Aspekte Inhalt, Appell, Beziehung und Selbstoffenbarung können einfache aber effektive Grundregeln der Kommunikation abgeleitet werden. Die Grundidee dieses Modells beinhaltete, dass die Botschaft außer der Übermittlung eines bestimmten Inhalts noch weitere Funktionen erfüllt. Das Modell lässt sich auf alltägliche Situationen übertragen.

Ein Ehepaar ist mit dem Auto unterwegs. Der Ehemann auf dem Beifahrersitz sagt zu seiner Frau: »Dort drüben ist ein Parkplatz«. Inhaltlich ist die Botschaft sofort zu verstehen. Ein möglicher Appell wäre: »Nun mach schon, wir kommen zu spät!« Der Beziehungsaspekt der Botschaft könnte lauten: »Wäre ich bloß selbst gefahren!« Schließlich könnte der Selbstoffenbarungsaspekt dieser Botschaft der Gedanke des Ehemanns sein: »Frauen können eben nicht Auto fahren!«

Ein alltägliches Beispiel aus der Kommunikation mit dementen Menschen zeigt, dass die Kommunikation durch die Funktionsbeeinträchtigungen der Gehirnleistung erschwert wird:

Die Betreuungskraft möchte einen Demenzerkrankten zu einer Aktivität motivieren und spricht ihn mit den Worten an: »Möchten Sie mit uns spielen?«. Inhaltlich ist diese Botschaft ebenfalls sofort zu verstehen, ein möglicher Appell wäre: »Jetzt kommen Sie schon, die anderen warten, damit wir anfangen können.« Der Beziehungsaspekt der Botschaft wäre beispielsweise: »Immer müssen wir auf Sie warten!« Ein möglicher Selbstoffenbarungsaspekt dieser Botschaft wäre: »Immer muss ich hier das Gleiche tun.«

Aus Sicht des Betroffenen ist die Botschaft vielleicht inhaltlich nicht eindeutig. Der Angesprochene wundert sich über das Angebot, da er sich als erwachsener Mensch betrachtet, der für so etwas gar keine Zeit hat. Der Appell kann jedoch intuitiv gespürt werden. Der Demente fühlt, dass die Betreuungsperson ungeduldig auf etwas wartet, und reagiert entweder mit Schuldgefühlen oder Aggressionen. Beide

Reaktionsmöglichkeiten betreffen auch den Selbstoffenbarungsaspekt der Botschaft.

Um eine reibungslose Kommunikation zu erreichen, sollte man verschiedene Grundregeln berücksichtigen.

Grundregeln der Kommunikation:
1. Sachlich bleiben
2. Verständlich reden
3. Aufmerksam zuhören und analysieren
4. Aktiv zuhören
5. Gefühle direkt ansprechen
6. Ich-Botschaften senden
7. Die eigene Meinung sagen
8. Absichten und Ziele klären
9. Überzeugend argumentieren

Diese Grundregeln müssen im Umgang mit dementen Menschen zwar berücksichtigt werden, allerdings muss eine Anpassung an die Situation und an individuelle Kommunikationsfähigkeiten erfolgen.

3.2   Kommunikation bei Demenz

Besonders schwierig ist die Kommunikation mit Patienten, wenn diese unter kognitiven Defiziten, etwa im Rahmen einer Demenz leiden. Je nach Schweregrad der Erkrankung sollten Grundregeln im Gespräch mit dementen Menschen berücksichtigt werden.

Kommunikation mit dementen Patienten:
- Kurze Sätze formulieren
- Langsam und deutlich sprechen
- Keine »Verkindlichung«
- »Ja« oder »Nein«-Fragen verwenden
- Angepasste Lautstärke, nicht schreien
- Sätze nicht unnötig kompliziert formulieren
- Worte durch Mimik und Gestik untermauern
- Im Gespräch keine Hinweise darauf geben, dass der Patient nicht ernst genommen wird
- Keine Kommunikation mit Angehörigen über den Kopf des Patienten hinweg

Die Kommunikation mit dem dementen Menschen beginnt jedoch schon bei der Kontaktaufnahme.

> **Der Betroffene muss zunächst die Gelegenheit bekommen, die ihn ansprechende Person zu sehen, eventuell zu erkennen und einzuordnen. Deshalb muss man den Dementen immer von vorne ansprechen und zuerst Blickkontakt herstellen.**

Das Ansprechen von der Seite oder gar von hinten ist für den Betroffenen irritierend und wird entweder ignoriert oder führt zu Abwehrreaktionen.

> ❯ **Der Patient muss dann ausreichend Zeit zur Verfügung haben, um den Ansprechpartner anzuschauen und einzuordnen. Dies kann je nach Schweregrad der Erkrankung einige Sekunden bis mehrere Minuten in Anspruch nehmen.**

Die Kommunikation mit dem Betroffenen ist die Grundlage jeglicher Interaktion und muss deshalb immer ganz bewusst stattfinden. Wenn es zu Kommunikationsstörungen kommt, sollte man deshalb die unten genannten Fragen beantworten.

3.2.1 Kommunikationsstörungen

Immer wieder treten bei der Kommunikation mit Betroffenen Kommunikationsstörungen auf. Diese sind unvermeidbar, eine genauere Betrachtung der Situation kann jedoch dazu beitragen, Missverständnisse zu verhindern.

> An einer Kommunikationsstörung sind mindestens zwei Personen beteiligt.

Dabei sollte nicht nur das Verhalten des dementen Menschen berücksichtigt werden, die Ursache der Kommunikationsstörung kann auch beim Kommunikationspartner zu finden sein. In regelmäßigen Abständen und bei akuten Problemen können folgende Fragen dazu beitragen, das Problem zu **analysieren**.

Fragen zur Analyse der Kommunikationsstörung:
- Habe ich mich undeutlich ausgedrückt?
- Habe ich den Betreuten überfordert?
- Habe ich laut genug gesprochen?
- War meine Wortwahl verständlich?
- Habe ich dem Betroffenen ausreichend Zeit zum Nachdenken gegeben?
- Hat die Leistungsfähigkeit der betroffenen Person nachgelassen?
- Gibt es andere Ursachen für das Missverständnis, etwa Einschränkungen des Hörens oder des Sehens?
- War die Geräuschkulisse der Umgebung zu laut?
- War der Demente durch andere Faktoren abgelenkt?
- War der Moment ungeeignet?
- War das Thema für den Betroffenen uninteressant?

Die Beantwortung dieser Fragen ermöglicht eine angemessene Interaktion und dadurch einen gelungenen Umgang mit dem dementen Menschen.

In der folgenden Tabelle werden Faktoren aufgeführt, die sich auf die Kommunikation mit den Betroffenen auswirken und deshalb besonders beachtet werden müssen (◘ Tab. 3.1).

Die gezielte Verwendung von Signal- oder Schlüsselwörtern wird im Anschluss noch einmal genauer beschrieben (▶ Abschn. 3.4.4). Bei

◨ **Tab. 3.1** Einflussfaktoren bei der Kommunikation

Faktor	Bedeutung
Muttersprache	Menschen mit *Migrationshintergrund* können sich im Verlauf der Erkrankung besser in ihrer Muttersprache ausdrücken.
Dialekt	Mit zunehmendem Verlust der Denkfähigkeit tritt der ursprünglich erlernte Dialekt in den Vordergrund; auch spezielle Dialektausdrücke werden dann vermehrt benutzt.
Wortwahl	Die Sprache verändert sich im Lauf der Jahrzehnte, der Betroffene greift zunehmend auf »alte« Wörter zurück, z. B. »Abort« statt »Toilette«. Wörter können eine Signalwirkung besitzen, die bei dem Betroffenen eine Gefühlsreaktion auslösen; solche »Signalwörter« können gezielt eingesetzt werden.
Sprachtempo	Das Sprechtempo beider Gesprächspartner ist entscheidend für das Verständnis; es gibt außerdem einen Hinweis auf die momentane Aufmerksamkeit und Konzentration des dementen Menschen, etwa wenn lange Antwortlatenzen auftreten oder er mitten im Satz den Faden verliert.
Lautstärke	Die Lautstärke von beiden Gesprächspartnern ist ebenfalls wichtig für die Kommunikation: Sehr lautes Sprechen kann beängstigend wirken, sehr leises Sprechen ist für den Gesprächspartner anstrengend oder kann ein Hinweis auf Unsicherheit und Niedergeschlagenheit sein.
Fehlendes Sprechvermögen	Oft können demente Menschen das gesprochene Wort zwar verstehen, sie haben jedoch Mühe bei der Sprachproduktion. Schnell entsteht dann der Eindruck, dass der Betroffene nicht sprechen will, bei anderen Betroffenen oder Angehörigen sogar das Gefühl, dass die Person »nicht mit Jedem redet«.

der Betreuung und Beschäftigung von dementen Menschen können auch Floskeln oder Sprichwörter genutzt werden (▶ Kap. 6).

3.3   Interaktion

Die Kommunikation beeinflusst den alltäglichen Umgang mit dem kognitiv beeinträchtigten Menschen und ist Grundlage der Interaktion.

> **Interaktion**
>
> Interaktion stammt von den lateinischen Wörtern »inter«: zwischen, und »agere«: handeln und bezeichnet das wechselseitige Aufeinandereinwirken von Akteuren oder Systemen. Der Mensch als soziales Wesen befindet sich kontinuierlich in der Interaktion mit anderen Personen und erlangt dadurch auch eine Stellung in einem sozialen Gefüge.

Die Interaktion mit den Betroffenen wird stark geprägt durch die Haltung der Betreuungskraft. Die emotionale Einstellung gegenüber den betreuten Personen kann intuitiv wahrgenommen werden.

Auch der demente Mensch, der psychisch Kranke oder der geistig Behinderte hat im Laufe seines Lebens durch Interaktionen eine soziale Rolle übernommen. Durch eine mögliche Pflegebedürftigkeit oder zunehmende Abhängigkeit im Verlauf der Erkrankung kann er diese Rolle eventuell nicht mehr beibehalten.

> Der Verlust oder die Veränderung einer sozialen Stellung kann für den Betroffenen sehr schmerzhaft sein. Gerade bei dementen Menschen, die den größten Teil ihres Erwachsenenlebens in einer selbstständigen und kompetenten Weise verbracht haben, ist es demütigend, wenn sie auf einmal spüren, dass sie Unterstützung benötigen und eine abhängige Rolle übernehmen müssen.

3.4 Umgang mit dementen Menschen

Der Umgang mit den Betroffenen wird durch verschiedene Faktoren beeinflusst, die man sich immer wieder bewusst machen sollte.

3.4.1 Haltung

Die Einstellung gegenüber der Demenzerkrankung im Allgemeinen und der betroffenen Person im Speziellen ist abhängig von der eigenen Lebenserfahrung und der inneren Einstellung gegenüber Leben, Krankheit, Alter und Tod.

> Diese Haltung wird von dem betroffenen Menschen oft intuitiv erspürt und verursacht entsprechende Reaktionen. Ein aufgeschlossener Umgang kann den Zugang zur Person erleichtern, eine ablehnende oder unsichere Haltung verursacht oftmals ein distanziertes Verhalten oder gar eine offene Ablehnung.

Um die eigene Haltung besser reflektieren zu können, ist es sinnvoll, sich die folgenden Fragen zu beantworten.

Fragen zur eigenen Einstellung:
- Welchen Wert besitzt für mich das Leben?
- Welche Einstellung habe ich gegenüber Alter und Krankheit?
- Gibt es in meinem privaten Umfeld Personen mit Erkrankungen, insbesondere mit einer Demenz?
- Fürchte ich mich davor, selbst an einer Demenz zu erkranken?
- Kann ich offen auf andere Menschen zugehen?
- Bin ich bereit, mit den Betroffenen eine Beziehung aufzunehmen?
- Kann ich auch über schwierige oder peinliche Themen sprechen?
- Kann ich aktiv zuhören?

Die innere Haltung ist normalerweise unbewusst und kann durch die Beantwortung der vorangegangenen Fragen besser wahrgenommen werden. Darüber hinaus sollte man versuchen, sich immer wieder in die demenzerkrankte Person hineinzuversetzen und zu überlegen, wie man sich selbst an ihrer Stelle fühlen würde.

3.4.2 Kennenlernen

Zu Beginn der Betreuung und Begleitung ist es wichtig, jeden einzelnen Betroffenen kennenzulernen.

> **Praxistipp**
>
> Der Demenzbegleiter sollte sich immer Notizen machen, weil sich schon beim ersten Kontakt persönliche Besonderheiten und Elemente aus der **Biografie** zeigen, die im Verlauf der Begleitung nützlich sind. Es ist jedoch nicht sinnvoll, dies vor Ort aufzuschreiben, da das Schreiben den dementen Menschen irritieren kann. Da ihm die Person unbekannt ist, fühlt er sich möglicherweise wie bei einem »Verhör«.

Sofern Angehörige erreichbar sind, sollten sie in das Gespräch mit einbezogen werden.

Die Aufgabe des Demenzbegleiters ist in diesem Zusammenhang die Beobachtung und die Informationssammlung.

Nach Möglichkeit findet das Gespräch im Zimmer bzw. im ambulanten Bereich in der Wohnung des Betroffenen statt. Dort fühlt er sich sicher und geborgen und ist umgeben von seinen persönlichen Gegenständen, die sowohl als Gesprächsthema geeignet sind als auch Hinweise geben auf frühere Interessen, Hobbys, Vorlieben und wichtige Bezugspersonen (▶ Abschn. 3.5).

Beim Kennenlernen sollte sich die Betreuungskraft bewusst machen, dass die demente Person nicht mehr in der Lage ist, eine ihr fremde Person in einem kurzen Kontakt kennenzulernen. Die Betreuungskraft darf nicht erwarten, dass der demente Mensch sie beim nächsten Zusammentreffen wiedererkennt.

> ❯ Viele Betroffene sind jedoch in der Lage, Personen, die sie mehrfach getroffen haben, abzuspeichern. Diese Fähigkeit sollte jedoch niemals direkt überprüft werden, da es für den dementen Menschen verletzend ist, wenn er Fragen wie: »Wer bin ich?«, oder: »Wie heiße ich?« nicht beantworten kann.

Beim Kennenlernen kann folgender Ablauf hilfreich sein:
- Erkundigen Sie sich bei der zuständigen Pflegefachkraft über Besonderheiten im Umgang mit den Betroffenen.
- Machen Sie durch Klopfen an der Zimmertür auf sich aufmerksam.
- Fragen Sie, ob Sie eintreten dürfen.
- Nähern Sie sich langsam der Person.
- Begeben Sie sich auf Augenhöhe, auch bei sitzenden oder liegenden Personen.
- Nehmen Sie Blickkontakt auf.
- Beobachten Sie die Reaktion, vor allem die Mimik.
- Begrüßen Sie die Person höflich und mit der korrekten Tageszeit, etwa »Guten Morgen« oder »Guten Tag«.

- Stellen Sie sich mit Ihrem Namen vor und machen darauf aufmerksam, dass Sie sich nicht kennen.
- Sprechen Sie dabei deutlich, höflich und in angemessenem Tempo.
- Legen Sie Sprechpausen ein, in denen Sie die Reaktion der Person beobachten; wirkt die Person überfordert oder verängstigt, geben Sie ihr mehr Zeit oder verlassen die Situation.
- Erklären Sie den Grund Ihres Besuchs und geben der Person Gelegenheit, darauf zu reagieren.
- Versuchen Sie, ins Gespräch zu kommen.
- Wenn Sie bemerken, dass die Person nicht mehr mit Ihnen sprechen möchte, leiten Sie das Ende des Gesprächs ein.
- Verabschieden Sie sich und bringen Ihre Freude auf ein Wiedersehen zum Ausdruck.

Das Kennenlernen muss abgebrochen werden, wenn der demente Mensch ablehnend reagiert oder wenn er durch die Situation deutlich überfordert ist, etwa bei Betroffenen, die gerade geschlafen oder gedöst haben und dadurch in ihrer Aufmerksamkeit beeinträchtigt sind.

Besonderheiten im Umgang mit den Betroffenen, die vor der Kontaktaufnahme bei den Bezugspersonen bzw. der Bezugspflegekraft erfragt werden sollten, sind vielfältig.

Mögliche Besonderheiten:
- Einschränkungen des Sehens oder Hörens.
- Einschränkungen der Kommunikation, beispielsweise kann der Betroffene nur »Ja« oder »Nein« sagen oder nur Nicken bzw. mit dem Kopf schütteln.
- Der Betroffene reagiert nur auf Ansprache mit dem Vornamen bzw. Nachnamen.
- Der Betroffene antwortet mit Zeitverzögerung.
- Der Betroffene antwortet überhaupt nicht, versteht aber alles.
- Der Betroffene kommuniziert nur mit bestimmten Personen, beispielsweise nur mit Frauen oder nur mit Männern.

3.4.3 Nonverbale Kommunikation

Bei allen Kontakten mit dementen oder psychisch veränderten Personen ist die nonverbale Kommunikation von enormer Bedeutung. Dazu zählen die **Mimik** und die **Gestik**, aber auch Berührungen spielen eine große Rolle.

Mimik

Bei Menschen mit eingeschränkter kognitiver Funktion ist die Mimik (⬛ Abb. 3.2) oft ein Spiegel des Seelenlebens. Insbesondere bei mittelschwerer Demenz beginnt der Betroffene, in seiner eigenen, nach außen abgeschlossenen Welt zu leben. Er sendet jedoch unbewusste Signale aus, die der Umwelt zeigen, welche Gefühle er erlebt.

> Die Beobachtung von mimischen Veränderungen ist gerade bei einer mittelschweren Demenz sehr wichtig.

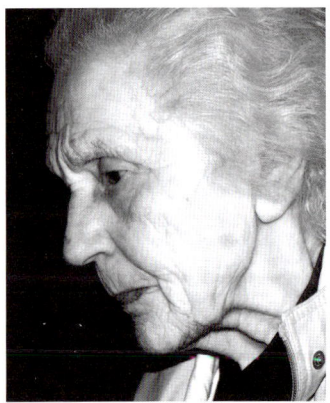

Schreitet die Erkrankung weiter voran, ist möglicherweise auch die Mimik betroffen und kann nicht ohne Weiteres beurteilt werden. Bei einer hochgradigen Demenz sind die Betroffenen meist mimisch starr, so dass an ihrem Gesichtsausdruck keine Gefühlsregung mehr ablesbar ist.

Gestik

Diese Veränderungen betreffen auch die Gestik und die Körpersprache der Patienten. Zunächst können Verluste der Sprachfunktion noch gut durch Gesten und Körperhaltungen ausgedrückt werden, im weiteren Verlauf der Erkrankung geht diese Fähigkeit jedoch verloren. Dennoch ist es wichtig, die Gestik zu beobachten, da die Betroffenen noch über einen längeren Zeitraum unangenehme Gefühle, vor allem Schmerz, durch ihre Körperhaltung ausdrücken (▶ Kap. 5.4.11).

❯ **Eine verkrümmte Körperhaltung oder eine sogenannte Schonhaltung, bei der bestimmte Körperteile nicht mehr bewegt werden, muss immer als Ausdruck von Schmerzen betrachtet werden.**

Berührungen

Berührungen sind im Umgang mit pflegebedürftigen Menschen immer ein wichtiges Element. Auch hier ist zu bedenken, dass die Berührung für beide Interaktionspartner angenehm oder unangenehm sein kann.

❯ **Berührungen dürfen bei dementen oder psychisch veränderten Menschen niemals unangekündigt bzw. unvorbereitet stattfinden.**

Einige Demenzerkrankte reagieren abwehrend oder gar aggressiv, wenn sie unvorbereitet angefasst werden.

Demente Menschen können häufig die Person, die ihnen gegenüber steht, nicht einordnen und fühlen sich bedroht, wenn eine ihnen fremde Person sie unangekündigt berührt. Alltägliche und sozial akzeptierte Körperkontakte, etwa Händeschütteln zur Begrüßung oder jemanden anerkennend auf die Schulter klopfen, werden normalerweise toleriert.

Rumpfferne Berührungen werden besser toleriert als rumpfnahe Körperkontakte!

❯ **Bei ungewünschten Körperkontakten kommt es jedoch häufig zu Abwehrreaktionen durch den Betroffenen, die sich in Schreien, Schlagen oder Weglaufen zeigen. Dazu zählt beispielsweise das unvorhersehbare in den Arm nehmen oder das streicheln im Gesicht.**

Bei allen körperlichen Kontakten muss der Demenzbegleiter immer berücksichtigen, dass die Maßnahmen für den Betroffenen nicht als Bedrohung empfunden werden.

So kann beispielsweise das Festhalten am Handgelenk zur Vermeidung eines Sturzes bei einem Spaziergang für den Begleiter als völlig normal empfunden werden, wohingegen der Betroffene denkt, er würde von der Polizei abgeführt.

Das Umarmen kann bei einigen Betroffenen das Gefühl eines sexuellen Übergriffs auslösen, vor allem bei weiblichen Demenzerkrankten. Hier sind vor allem biografische Erfahrungen zu bedenken, da gerade die Kriegsgeneration entsprechende Erlebnisse gemacht hat (▶ Abschn. 3.5).

Auch männliche Bewohner können sich sexuell bedrängt fühlen: Ein Bewohner eines Pflegeheims beklagte, dass immer nachts diese »unanständigen Damen« zu ihm kämen, er habe diese gar nicht bestellt. Tatsächlich legten ihm die Mitarbeiter mehrmals in der Nacht eine Urinflasche an. Um den Bewohner nicht zu wecken, wurde dabei nur ein Nachtlicht angemacht.

Selbstverständlich kann auch der umgekehrte Fall auftreten, wenn die Betreuungskraft oder andere Patienten sich durch den Erkrankten bedrängt fühlen. Demente, psychisch Kranke oder minderbegabte Menschen verlieren gelegentlich jegliche soziale Hemmschwelle und werden verbal oder körperlich übergriffig. Wenn dieses Verhalten nicht durch eine eindeutige Ablehnung beendet werden kann oder wenn es wiederholt auftritt, sollte der Kontakt zwischen den Personen nach Möglichkeit gemieden werden.

Von den meisten Betroffenen werden erwünschte Berührungen jedoch als angenehm, beruhigend und tröstlich wahrgenommen. Deshalb können Berührungen auch therapeutisch eingesetzt werden.

Das Angebot einer Hand-, Rücken- oder Fußmassage wirkt bei vielen Betroffenen entspannend, beruhigend und emotional ausgleichend. Speziell bei Betroffenen, deren Sinneswahrnehmung stark beeinträchtigt ist und die deshalb kaum anregende Sinneserfahrungen machen können, ist die Massage einzelner Körperpartien sowie das rhythmische Beklopfen, vor allem des Rückens, eine positive Reizübermittlung.

> Weibliche Erkrankte kennen diese Massagen aus ihrer Vergangenheit auch in Verbindung mit einer Maniküre oder Pediküre.

Menschen, die in ihrer Mobilität oder bei der Verarbeitung von Sinnesreizen eingeschränkt sind, reagieren darauf häufig mit Verhaltensweisen, die für ihre Umgebung eine Belastung darstellen. So kann es zur permanenten Wiederholung von einzelnen Wörtern oder Satzfetzen kommen, zum unentwegten Rufen oder Schreien oder zur ritualisierten Durchführung von immer wiederkehrenden Handlungen.

Verhaltensweisen, die aufgrund von fehlenden Sinneseindrücken auftreten, werden oft falsch gedeutet. So findet man immer wieder Betroffene, die mit der Hand imaginäre Krümel vom Tisch wischen. Diese Menschen werden dann als besonders reinlich und ordentlich angesehen. Andere Demenzerkrankte rufen immer wieder »Hilfe, Hilfe« oder nach einer bestimmten Person. Bietet man ihnen Hilfe an, sind sie meist verwundert und können nicht beantworten, wobei man helfen soll.

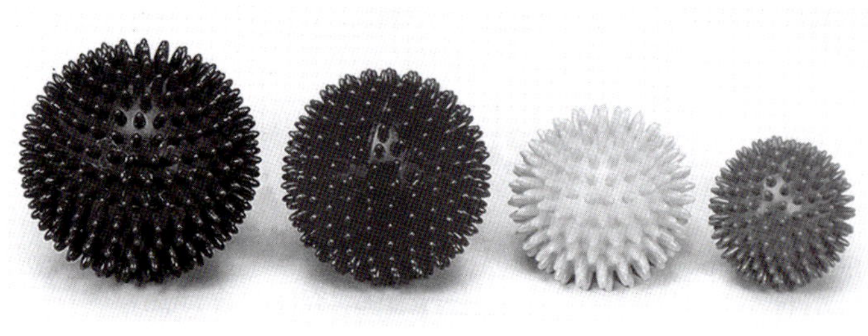

◘ **Abb. 3.3** »Igelball«. (Mit freundlicher Genehmigung: Jakobs GmbH)

Diese belastenden Verhaltensweisen können durch rhythmisches Beklopfen des Rückens oder durch Massagen mit sogenannten »Igelbällen« (◘ Abb. 3.3) meistens zumindest vorübergehend unterbrochen werden.

3.4.4 Verbale Kommunikation

Im Zusammenhang mit der verbalen Kommunikation treten eine Vielzahl von möglichen Besonderheiten, Störfaktoren und Einschränkungen durch die Krankheitsbilder auf. Im Zusammenhang mit der Kommunikation wurde bereits das Thema »Sprache« beschrieben (► Abschn. 3.2.1), an dieser Stelle werden nun die Auswirkungen von Veränderungen der verbalen Kommunikation behandelt, sowie die Möglichkeiten des Demenzbegleiters, darauf zu reagieren.

Wortfindungsstörungen

Wortfindungsstörungen können den Inhalt einer Botschaft so verzerren, dass dieser nicht mehr erkennbar ist.

Vor allem zu Beginn der Erkrankung treten gelegentlich Wortfindungsstörungen auf, die sich im weiteren Verlauf häufen können. Im Anfangsstadium werden diese als relativ normal empfunden, sobald die Wortfindungsstörungen zunehmen, hat der Betroffene jedoch oft das Gefühl, dies sei nicht normal, und leidet unter dem Problem. Bei einem weiteren Voranschreiten des Prozesses wird es für den Kommunikationspartner zunehmend schwierig, den Inhalt zu verstehen. Auch dieses »Nicht-Verständnis« ist für den Erkrankten belastend.

Angehörige, Bezugspersonen, Pflegekräfte und Demenzbegleiter neigen dazu, dem Betroffenen helfen zu wollen und das fehlende Wort für ihn zu ergänzen. Dies kann für den dementen Menschen hilfreich sein, es kann jedoch auch zu Wut und Aggression führen.

> ❯ **Die korrekte Reaktion auf eine Wortfindungsstörung muss im Einzelfall ausprobiert werden und kann sich im Verlauf der Erkrankung verändern.**

In diesem Zusammenhang ist es für den Demenzbegleiter wichtig, das Ausmaß der Störung und die Reaktion des Betroffenen auf mögliche Hilfsangebote zu beobachten. Im folgenden Beispiel werden verschiedene Reaktionsmöglichkeiten dargestellt.

Frau Müller läuft aufgeregt auf dem Gang hin und her. Sie wird von einer vorbeikommenden Person angesprochen:

Möglichkeit 1:

»Frau Müller, warum sind Sie denn so aufgeregt?«

»Ich kann meine … äh, wie heißt es doch gleich, … meine Nase nicht mehr finden.«

»Ihre Nase?«

»Halten Sie mich für dumm, ich suche doch nicht nach meiner Nase, unverschämt ist das, sich über eine alte Frau lustig zu machen.«

Möglichkeit 2:

»Ah, gut dass Sie vorbeikommen, ich suche nämlich schon die ganze Zeit meine … Dings …, also na, meine Nase.«

»Sie meinen sicher Ihren Schlüssel.«

»Nein, das ist ja Blödsinn, den habe ich doch hier in meiner Tasche.«

Möglichkeit 3:

»Frau Müller, warum sind Sie denn so aufgeregt?«

»Ich kann meine … äh, wie heißt es doch gleich, … meine Nase nicht mehr finden.«

»Ich kann Ihnen gerne beim Suchen helfen.«

»Ach wirklich, das ist ja sehr nett von Ihnen.«

»Haben sich schon in Ihrem Zimmer nachgeschaut?«

»Nein, noch nicht, das ist eine gute Idee, ich habe meine Handtasche bestimmt auf dem … na, wie heißt es gleich, vergessen.«

»Das kann gut sein.«

Die Reaktion auf Wortfindungsstörungen setzt Fingerspitzengefühl voraus und gelingt umso besser, je genauer man den Betroffenen kennt.

Interpretation der Kommunikation

Das Gleiche gilt für die Interpretation der Kommunikation. Auch wenn das gesprochene Wort eindeutig verstanden wird, bleibt gelegentlich der Inhalt des Gesagten verborgen. Die Sätze sind inhaltlich nicht nachvollziehbar und erscheinen deshalb wirr.

Beispiele für Verständigungsprobleme:

- Der Betroffene spricht Satzfetzen oder einzelne Wörter
- Schimpfen
- Jammern
- Flüstern
- Murmeln
- Schreien
- Ständige Wiederholungen der gleichen Inhalte

> **Die komplizierteste Variante dieser Verständigungsprobleme ist das Schweigen, das »Nicht-Antworten«, das Ignorieren und das Weggehen.**

Der Demenzbegleiter ist in all diesen Fällen gezwungen, das Verständigungsproblem zu interpretieren und entsprechend seiner Vermutung darauf zu reagieren.

Bei der Interpretation des Gesagten sind genaue Kenntnisse der Person, ihres Charakters, ihrer Defizite und ihrer Biografie nützlich.

Zu Beginn der Tätigkeit sind dem Begleiter die Personen und ihre Besonderheiten nicht so bekannt. Es sollen deshalb an dieser Stelle verschiedene Interpretationsmöglichkeiten aufgezeigt werden.

Interpretationsmöglichkeiten:

- Der Betroffene schämt sich für seine Defizite.
- Der Betroffene versucht, die Defizite zu überspielen.
- Der Betroffene hat große Angst.
- Der Betroffene möchte die unangenehme Situation verlassen.
- Der Betroffene möchte eine andere Person für seine Probleme verantwortlich machen.
- Der Betroffene nimmt seine Defizite nicht wahr und will auch nicht darauf aufmerksam gemacht werden.
- Der Betroffene wiederholt Aussagen oder Handlungen automatisch, um sich zu beruhigen, seine Defizite sind ihm nicht bewusst.

> **Unter Berücksichtigung aller Interpretationsmöglichkeiten wird deutlich, dass es für Betroffene immer unangenehm und kränkend ist, auf Defizite und Verhaltensauffälligkeiten hingewiesen zu werden.**

Bei der Betreuung von dementen Menschen bekommt auch der Sprecher durch das aktive Zuhören Gelegenheit, das Gesagte zu überdenken.

Eine Strategie, auf Verständigungsprobleme zu reagieren, ist das aktive Zuhören. Dabei werden Inhalte des Gesagten aufgegriffen und wiederholt. Der Zuhörer signalisiert dadurch, dass er dem Sprecher aufmerksam zugehört und das Gesagte aufgenommen hat.

Zum besseren Verständnis werden an dieser Stelle Beispiele für aktives Zuhören vorgestellt.

Frau Müller: »Ach, mir geht es so schlecht. Es geht mir so schlecht. Es geht mir so schlecht.«
Begleiter: »Ihnen geht es schlecht?«
Frau Müller: »Es geht mir so schlecht, das können Sie sich gar nicht vorstellen. Es geht mir so schlecht.«
Begleiter: »Ich kann mir gut vorstellen, wie schlecht es Ihnen geht. Können Sie mir erklären, warum?«
Frau Müller: »Es geht mir so schlecht, ich habe so große Angst.«
Begleiter: »Sie fürchten sich also.«
Frau Müller: »Ja, es geht mir so schlecht.«
Begleiter: »Warum haben Sie denn so große Angst?«
Frau Müller: »Ach, wenn Sie wüssten, es geht mir ja so schlecht.«
Begleiter: »Weil Sie Angst haben.«
Frau Müller: »Das stimmt, ich fürchte mich so. Es geht mir so schlecht.«
Begleiter: »Wovor fürchten Sie sich denn?«
Frau Müller: »Irgendwie vor allem.«
Begleiter: »Sie fürchten sich vor allem, vielleicht hilft es Ihnen, wenn ich ein bisschen bei Ihnen bleibe?«
Frau Müller: »Das wäre schön.«
Begleiter: »Ich lasse Sie nicht alleine.«
Frau Müller: »Das ist gut.«

Ansprache »Sie« oder »Du«

Das Duzen ist normalerweise im Umgang mit Patienten oder Bewohnern nicht zulässig. Auch demente Menschen sollten immer mit ihren Familiennamen angesprochen werden, um eine professionelle Distanz zu erhalten, die auch für den gegenseitigen Respekt notwendig ist.

Im fortgeschrittenen Stadium einer Demenz oder bei Betroffenen mit einer Minderbegabung gibt es jedoch Ausnahmen.

Demente Menschen reagieren gelegentlich überhaupt nicht auf ihren Nachnamen. Dies geschieht vor allem bei Frauen, die sich aufgrund der Erkrankung zeitlich in einer früheren Lebensphase befinden. Hier kommt es immer wieder vor, dass die Betroffenen sich nicht daran erinnern, geheiratet zu haben, und deshalb mit dem Ehenamen gar nichts anfangen können. Einige reagieren dann eher auf ihren Mädchennamen, sofern dieser bekannt ist, andere demente Menschen reagieren prinzipiell nur, wenn sie mit ihrem Vornamen angesprochen werden.

Auch in Einrichtungen für geistig behinderte Menschen werden die Bewohner häufig mit ihren Vornamen angesprochen.

> ❯ **Vermieden werden müssen jedoch immer Ansprachen, die einen kindlichen Charakter besitzen, etwa »Schätzchen«, »Süße« oder »Liebling«. Dies gilt in besonderem Maße für Menschen, die an einer psychischen Erkrankung leiden. Eine kindliche Sprache muss immer vermieden werden!**

In diesem Zusammenhang sollte immer auch das Einverständnis der Angehörigen eingeholt werden.

»Darüber spricht man nicht«

In allen Bereichen der Demenzbegleitung gibt es Themen, die von den Betroffenen angesprochen werden und von Angehörigen, Mitbewohnern, Pflegekräften oder Betreuungskräften als unangenehm oder gar als peinlich betrachtet werden. Unangenehme Situationen entstehen, wenn demente Menschen Schimpfwörter, Flüche, Kraftausdrücke oder Fäkalsprache benutzen oder einzelne Personen direkt beleidigen.

Praxistipp

Eine Beleidigung durch einen kognitiv beeinträchtigten Menschen sollte immer mit einer professionellen Distanz betrachtet und nicht persönlich genommen werden. Die richtige Reaktionsweise ist das Ignorieren.

Beleidigungen führen gelegentlich auch innerhalb einer Gruppe von Betroffenen zu Konflikten und Auseinandersetzungen.

Noch unangenehmer ist die Situation, wenn der demente Mensch sich gegenüber Mitarbeitern oder Mitbewohnern freizügig und sexuell enthemmt verhält. Die Ursache eines solchen Verhaltens ist nicht leicht zu ergründen, zum Schutz des Betroffenen darf ein solches Verhalten jedoch nicht ignoriert werden.

Körperliche Übergriffe müssen sofort beendet werden. Sofern der Betroffene sich nur einer Person gegenüber distanzlos verhält, sollte diese Person den Kontakt nach Möglichkeit meiden. Wenn der Betroffene sich prinzipiell enthemmt verhält, muss er zu seinem eigenen Schutz aus der Situation herausgenommen werden.

> ❯ **Im Normalfall ist es hilfreich, ihn abzulenken und in sein Zimmer zu begleiten oder ihn durch andere Aktivitäten, etwa einen Spaziergang, vorübergehend aus der Gruppe herauszunehmen. In keinem Fall darf das Verhalten Anlass geben, mit dem dementen Menschen zu schimpfen, ihn zu bestrafen oder ihn lächerlich zu machen.**

Konflikte

Immer wieder kommt es im Umgang mit dementen Menschen, psychisch Kranken oder Minderbegabten zu Konflikten, Missverständnissen und Auseinandersetzungen. Diese entstehen immer dann, wenn einer der Gesprächspartner sich falsch verstanden oder bedrängt fühlt.

Bei kognitiv beeinträchtigten Menschen können derartige Gefühle schnell entstehen, vor allem dann, wenn sie die Person oder die Situation nicht erkennen.

Konflikte in einer Gruppe können häufig durch ablenkende Aktivitäten gelöst werden.

Der Demenzbegleiter möchte mit einer Gruppe einen Wurstsalat zubereiten und verteilt die Aufgaben an die einzelnen Teilnehmer. Er spricht eine Teilnehmerin an, ob sie nicht ein paar Gurken schneiden möchte. Die Teilnehmerin versteht die Frage nicht, möchte sich jedoch vor der Gruppe nicht blamieren und verneint. Daraufhin wiederholt der Demenzbegleiter die Frage mehrfach, worauf die Teilnehmerin wütend wird und den Raum verlassen möchte.

Wenn ein Betroffener ein Angebot abgelehnt, sollte der Demenzbegleiter dies akzeptieren und dem Teilnehmer die Möglichkeit geben, das Geschehen zu beobachten. Häufig entsteht dadurch Interesse und der Betreute entscheidet sich spontan, doch teilzunehmen.

Wahrheit oder Lüge?

Der Umgang mit dementen Menschen konfrontiert den Demenzbegleiter immer wieder mit der Frage, ob ein Betroffener immer die Wahrheit gesagt bekommt oder ob es gelegentlich für ihn selbst besser ist, ihn anzulügen.

> ❯ **Prinzipiell geht man davon aus, dass im Gesundheitswesen niemand belogen werden darf.**

Im Umgang mit dementen Menschen entstehen Ausnahmen dann, wenn der Betroffene unter der Wahrheit sehr leidet und diese immer wieder aufs Neue durchlebt.

Frau Schneider sucht verzweifelt nach ihrer Mutter. Sie spricht den hinzugekommenen Demenzbegleiter darauf an: »Haben Sie zufällig meine Mutter gesehen, ich suche sie schon so lange.«
Der Demenzbegleiter antwortet: »Aber Frau Schneider, Ihre Mutter muss doch schon seit vielen Jahren tot sein, Sie sind doch auch schon 87, da wäre Ihre Mutter ja schon weit über 100 Jahre alt.« Frau Schneider bricht daraufhin in Tränen aus.

Im Anfangsstadium der Demenz kann der Betroffene klar erkennen, wenn er belogen wird. Lügen führt dann zu einem Vertrauensverlust. Auch in späteren Stadien spüren die Betroffenen manchmal intuitiv, dass eine Person ihnen nicht die Wahrheit sagt. Die Entscheidung muss deshalb immer im Einzelfall getroffen werden. Im Verlauf der Erkrankung kann sich diese Strategie auch verändern.

Auch das Vorspiegeln falscher Tatsachen entspricht prinzipiell einer Lüge. So wurden bei der Beschäftigung von dementen Menschen vor einigen Jahren funktionslose Bushaltestellen eingesetzt. Das Warten an sich ist aber keine angenehme oder sinnvolle Beschäftigung, auch wenn die Betroffenen eventuell an der Bushaltestelle mit anderen »Wartenden« ins Gespräch kommen.

In einem Schweizer Pflegeheim wurde sogar ein Eisenbahnabteil originalgetreu nachgebaut, bei dem im Fenster ein Monitor eingebaut ist, auf dem eine Zugfahrt gezeigt wird. Diese Art von »Betrug« kann für den einen oder anderen Demenzerkrankten eventuell positive Erinnerungen, zum Beispiel an eine schöne Urlaubsreise, wachrufen.

Zwang und Gewalt

Im Kontakt mit den Betroffenen können immer wieder Situationen auftreten, in denen der Demenzbegleiter oder andere Personen bewusst oder unbewusst Druck auf den Demenzerkrankten ausüben. Dies kann im alltäglichen Geschehen durch Stress oder Gedankenlosigkeit auftreten, es kann jedoch auch vorkommen, dass der Betreuer enttäuscht, wütend oder verärgert ist und deshalb unangemessen reagiert.

Zum besseren Verständnis werden an dieser Stelle verschiedene Beispiele aus allen Bereichen genannt, die als Zwang oder Gewalt gegen die Betroffenen betrachtet werden können.

Beispiele für Gewalt:
- Bevormundung
- Zwang zur Kommunikation
- Ignorieren von Fragen oder Aufforderungen
- Lautes Reden
- Schimpfen
- Desinteresse
- Zwanghafte Lagerung, Zwangsmobilisation
- Fixierung
- Vorenthalten von medizinischer oder therapeutischer Behandlung

- Wegnehmen von Hilfsmitteln
- Zwang zur Körperpflege
- Anwendung von »Lätzchen« und Plastikgeschirr
- Zwang zur Nahrungs- oder Flüssigkeitsaufnahme
- Einflößen von Nahrung
- Zu wenig Toilettengänge
- Psychopharmaka ohne Wissen des Patienten
- Beschäftigungsangebote sind nicht altersentsprechend
- Duzen oder falsche Ansprache

Mit zunehmender Berufserfahrung wird der Demenzbegleiter immer wieder derartige Situationen vorfinden.

❯ Wichtig ist es, Situationen, in denen Zwang oder Gewalt droht, wahrzunehmen und entsprechend zu vermeiden.

Signal- oder Schlüsselwörter

Die Kommunikation mit dementen Menschen kann durch Signal- oder Schlüsselwörter in eine bestimmte Richtung gelenkt werden. Stellt man fest, dass ein Betroffener auf ein spezielles Wort positiv oder negativ reagiert, kann man diese Erkenntnis nutzen, um Stimmungslagen zu beeinflussen.

Beispiel 1

Frau Wagner ist eine aufgeschlossene, kooperative Dame, die unter Demenz leidet. Sie freut sich über Aufmerksamkeit und Zuwendung und beteiligt sich gerne an Aktivitäten. Wird sie jedoch gefragt, ob sie gerne mit zum Spaziergang kommen möchte, bricht sie in Tränen aus. Der Demenzbegleiter beobachtet, dass Frau Wagner gerne mit nach draußen geht, wenn das Wort »Spaziergang« nicht benutzt wird, etwa dann, wenn sie gefragt wird, ob sie mit in den Garten kommen möchte. Als eine langjährige Freundin von Frau Wagner zu Besuch kommt, erkundigt er sich danach. Diese erklärt, dass Frau Wagner als Jugendliche bei einem Spaziergang von einem Nachbarn belästigt wurde und deshalb auf das Wort so heftig reagiert.

Beispiel 2

Herr Schuster ist an einer fortgeschrittenen Demenz erkrankt und spricht nur noch kurze Sätze oder einzelne Wörter. Immer wieder erkundigt er sich bei allen Personen in seiner Nähe, wo denn die Rosa sei. Weder Angehörige noch Bekannte können mit dem Namen etwas anfangen. Die Familie findet jedoch beim Entrümpeln der Wohnung schließlich ein Päckchen Liebesbriefe, die mit dem Namen Rosa unterzeichnet sind. Dabei scheint es sich um die erste große Liebe von Herrn Schuster zu handeln. Am nächsten Tag ist Herr Schuster sehr aufgeregt und ruft immer: »Hilfe, Hilfe«. Einer der Mitarbeiter sagte zu ihm: »Herr Schuster, ich soll Ihnen schöne Grüße von Rosa ausrichten.« Dadurch beruhigt sich Herr Schuster sofort und strahlt über das ganze Gesicht.

Anhand dieser Beispiele lässt sich klar nachvollziehen, welche Bedeutung Schlüssel- oder Signalwörter für die Dementenbetreuung besitzen. Schwieriger ist es jedoch herauszufinden, welche Ereignisse eine besondere Bedeutung im Leben des Betroffenen gespielt haben.

❯ **Unerlässlich ist hierfür die Erhebung der Biografie.**

3.5 Biografie

Die **Biografie** ist eines der wichtigsten Elemente im Umgang mit dementen Menschen. Je mehr der Demenzbegleiter über die Erfahrungen und Erlebnisse des Betreuten weiß, desto besser kann er mit ihm kommunizieren und auf auffällige Verhaltensweisen reagieren. Dabei unterscheidet man die äußere und die innere Biografie.

Sobald eine Verhaltensweise erklärbar ist, wird sie nicht mehr unbedingt als störend empfunden.

3.5.1 Äußere Biografie

Die äußere Biografie beinhaltet vor allem soziale Eckdaten und konkrete Ereignisse aus dem Leben eines Menschen. In diesem Kapitel wurde beispielhaft die Biografie von Albert Einstein ausgewählt, der zwar nicht an einer Demenz erkrankt war, dessen Biografie sich aber gut eignet, den Unterschied zwischen äußerer und innerer Biografie darzustellen.

Äußere Biografie

Albert Einstein (◼ Abb. 3.4) wurde am 14. März 1879 als erstes Kind der jüdischen Eheleute Hermann und Pauline Einstein, geborene Koch, in Ulm geboren. Als Alberts Großmutter ihn zum ersten Mal sah, soll sie fortwährend gesagt haben: »Viel zu dick! Viel zu dick!« Aber allen Befürchtungen zum Trotz verlief die Entwicklung des jungen Albert normal. Im November 1881 wurde Alberts Schwester Maria – genannt Maja – geboren. Kurze Zeit später siedelte die Familie Einstein nach München über, wo Albert zuerst die Volksschule und dann das dortige Luitpold-Gymnasium besuchte. Er war ein »mittelmäßiger« Schüler, der sich aber schon sehr früh für die Naturwissenschaften und für die Mathematik interessierte. Der Unterricht im Gymnasium gefiel ihm nicht, da er unter strenger Disziplin und dem Zwang zum Lernen durchgeführt wurde. Als 15-Jähriger verließ er die Schule ohne Abschluss und folgte seiner Familie nach Mailand, wo sie sich in der Zwischenzeit niedergelassen hatte.
Um den versäumten Schulabschluss nachzuholen, besuchte er ab 1895 die Kantonsschule in Aarau in der Schweiz. Dort machte er ein Jahr später das Abitur (Matur) und begann 1896 ein Studium in Zürich. Sein Studienziel war das Diplom eines Fachlehrers für Mathematik und Physik. Im Juli 1900 beendete er mit Erfolg sein Studium. Er zog nach Bern

▼

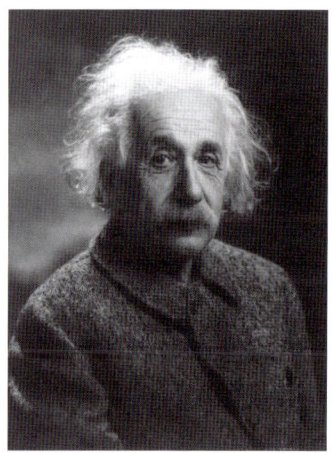

Abb. 3.4 Albert Einstein
(© Foto von O J Turner, Princeton, 1947)

und erhielt eine Stelle am dortigen Patentamt. In seiner Freizeit arbeitete er auf dem Gebiet der theoretischen Physik. 1905 veröffentlichte er einige sehr bedeutende wissenschaftliche Arbeiten. Eine davon handelt von der bahnbrechenden speziellen Relativitätstheorie. 1903 heiratete er seine Studienfreundin Mileva Maric. Ein Jahr später wurde Einsteins erster Sohn Hans Albert geboren, 1910 sein zweiter Sohn Eduard. 1909 wurde er Professor für Theoretische Physik an der Universität Zürich. Es folgten Professuren in Prag und dann wieder in Zürich. 1914 wurde Einstein nach Berlin berufen, um dort wissenschaftlich zu arbeiten. Im gleichen Jahr brach auch der Erste Weltkrieg aus.

Nachdem sich Einstein von seiner Frau Mileva getrennt hatte, heiratete er 1919 seine Cousine Elsa Löwenthal. In den Jahren 1909 bis 1916 arbeitete Albert Einstein an einer Verallgemeinerung der speziellen Relativitätstheorie, der allgemeinen Relativitätstheorie. Für das Jahr 1921 erhielt er den Nobelpreis für Physik. Durch die politischen Verhältnisse und den damit verbundenen Geschehnissen im Nazi-Deutschland verließ Einstein im Dezember 1932 Deutschland. Er hat danach nie wieder deutschen Boden betreten. Von 1933 an lebte Einstein mit seiner Familie in Princeton, Amerika. Am dortigen »Institute for Advanced Study« (Institut für Fortgeschrittene Studien) fand er ideale Arbeitsbedingungen. Im Dezember 1936 starb Einsteins Frau Elsa. 1939 brach der Zweite Weltkrieg aus. Aus Angst davor, dass in Deutschland an Atombomben gearbeitet wird, schrieb er einen Brief an Franklin D. Roosevelt, den Präsidenten der Vereinigten Staaten von Amerika, um ihn auf die Möglichkeit von Atomwaffen hinzuweisen. 1946 machte er den Vorschlag einer Weltregierung, in der er die einzige Möglichkeit für einen dauerhaften Frieden sah. Die letzten Jahre seines Lebens verbrachte Einstein zurückgezogen in Princeton. Bis zuletzt arbeitete er an einer neuen Theorie, der einheitlichen Feldtheorie, die aber erfolglos blieb. Albert Einstein starb am 18. April 1955 im Alter von 76 Jahren. (Mit freundlicher Genehmigung von H-J Küpper, http://www.einstein-website.de).

Die äußere Biografie liefert wichtige Hinweise auf die innere Biografie.

Je mehr Informationen über die äußere Biografie gesammelt werden können, desto einfacher ist die Erforschung von Verhaltensweisen.

Bei Menschen mit kognitiven Einbußen ist es schwierig, Informationen zu sammeln. Unterstützend werden normalerweise die Angehörigen befragt. Allerdings kommt es immer wieder vor, dass ein Betroffener keine Angaben über seine Biografie machen möchte und auch die Angehörigen dies nicht können oder wollen.

> ❯ Die Verweigerung, persönliche Dinge preiszugeben, muss dann akzeptiert werden. Wenn jedoch im Gespräch biografische Informationen bekannt werden, sollten diese im Biografiebogen (► Kap. 5) ergänzt werden.

Von Vorteil ist es, sich bei der Erstellung der Biografie auch an den AEDL (► Kap. 5) zu orientieren, um wichtige Informationen nicht auszulassen. Gerade die Berücksichtigung von Lebensgewohnheiten, Vorlieben und Abneigungen in den Bereichen Körperpflege, Ernährung, Mobilität und Beschäftigung beeinflussen in hohem Maße das Wohlbefinden und die Lebensqualität.

> **Praxistipp**
>
> Versucht man, für die eigenen Eltern oder Großeltern einen Bio-grafiebogen auszufüllen, wird man feststellen, wie schwierig dies ist. Obwohl man die Eltern meist sehr gut kennt, weiß man oft nicht, was diese vor Jahrzehnten getan haben. Noch schwieriger ist es, wenn man einen Elternteil nicht kennt. »Familiengeheim-nisse« und Konflikte kommen erschwerend hinzu.

3.5.2 Innere Biografie

Aus den Informationen der äußeren Biografie lässt sich nun ableiten, wie der Betroffene die Ereignisse seines Lebens verarbeitet hat. Die Bewältigung von Lebenserfahrungen und die Bedeutung dieser Erleb-nisse entsprechen der inneren Biografie.

Je mehr man über die innere Biographie, also die Verarbeitung von Erlebnissen erfahren kann, desto leichter lassen sich Verhaltensweisen und Einstellungen nachvollziehen. Es ist deshalb wichtig, sich immer wieder zu überlegen, welche Bedeutung positive und negative Lebens-ereignisse besitzen. Um dies zu erforschen, ist es sinnvoll, sich durch gezielte Fragestellungen und durch Gespräche mit den Betroffenen und seinen Angehörigen weitere Informationen zu verschaffen.

> ❯ Nicht sinnvoll ist es, Dinge in die Biografie hinein zu inter-pretieren, die nicht überprüfbar sind.

Die Fragestellungen zur Bewertung der inneren Biografie orientieren sich an verschiedenen Lebensbereichen.

Mögliche Fragestellungen zur inneren Biografie:
- Welchen Einfluss haben politische Ereignisse, Erziehung, Religion und Moral?
- Wie hat der Betroffene die Erfahrungen verarbeitet?
- Welche Gefühle hat er dabei entwickelt, beispielsweise Stolz, Freude, Hoffnungslosigkeit, Verzweiflung oder Schuld?
- Wie wichtig waren andere Personen in diesem Zusammenhang?
- Welche Einstellung zu Leben, Tod, Krankheit, Alter, Behinde-rung und Pflegebedürftigkeit hat sich daraus entwickelt?
- Ist der Betroffene mit dieser Entwicklung zufrieden und glücklich?
- Gibt es Ereignisse, die der Betroffene noch gar nicht verarbeitet hat?
- Ist die Verarbeitung dieser Ereignisse noch möglich?

Im folgenden Abschnitt werden diese Fragestellungen auf die mög-liche innere Biografie von Albert Einstein übertragen, um Interpretationsmöglichkeiten aufzuzeigen, die jedoch rein fiktiv sind, da sie nicht im Gespräch mit Albert Einstein oder seiner Familie überprüfbar sind. Die Ausführungen sollen lediglich aufzeigen, in welcher Weise Informationen genutzt werden können.

Mögliche innere Biografie von Albert Einstein

Betrachtet man zunächst die Kindheit, fällt auf, dass die Familie häufig den Wohnort gewechselt hat. Die sich daraus ergebende Erkenntnis wäre die Frage, wo sich Albert Einstein heimisch gefühlt haben kann. Erwähnt wird außerdem die Großmutter, die den Enkel viel zu dick fand. Welches Verhältnis hat sich dadurch entwickelt? Einige Informationen betreffen außerdem die Schulzeit von Albert Einstein. Im naturwissenschaftlichen Bereich wird er als guter Schüler beschrieben, im sprachlichen Bereich als eher schlecht. Wie hat er diese Begabung und das Versagen empfunden, reagierte er trotzig und rebellisch oder empfand er Stolz auf die guten Leistungen.

Viele Informationen betreffen die jüdische Herkunft von Albert Einstein. In diesem Zusammenhang wäre zu ergründen, ob er im Verlauf seines Lebens darunter gelitten hat, etwa als er deswegen angefeindet wurde und die Heimat verließ. Die Bedeutung der Aussage, dass er nie wieder deutschen Boden betreten hat, wären möglicherweise Angst oder Wut aber auch das Gefühl, eine neue Heimat gefunden zu haben.

Albert Einstein hat zweimal geheiratet. Wie wurde die Eheschließung von der Familie aufgenommen? Welche Bedeutung hatte für ihn die Gründung einer eigenen Familie, wie hat er die Trennung verarbeitet, welche Kontakte bestanden nach der Trennung zur Exfrau und den Kindern? Welches Verhältnis bestand zur zweiten Ehefrau?

Welche Bedeutung hatten seine wissenschaftlichen Erfolge? War er stolz auf seine Leistungen, z. B. den Nobelpreis? Wie ging er mit Niederlagen um? In diesem Zusammenhang fällt auch die Frage nach der Atombombe. Entwickelte Einstein im Nachhinein Schuldgefühle für seine Erfindung?

In der inneren Biografie spielen auch immer die Beziehungen zu Eltern, Geschwistern, Freunden und Bekannten, Kollegen und dem gesamten sozialen Umfeld eine Rolle. Welche Bezugspersonen hatte der Betroffene, mit wem hatte er ein inniges oder ein angespanntes Verhältnis? Gibt es Personen, mit denen Konflikte nie gelöst werden konnten?

Von Vorteil sind immer geografische und historische Kenntnisse bei der Interpretation der inneren Biografie.

Daraus ergeben sich möglicherweise Hinweise auf weiterbestehende Sorgen oder auf ungelöste Probleme, auf Schuldgefühle, die den Betroffenen weiter quälen und selbstverständlich auch auf positive Ereignisse, die den Menschen auch im Alter noch glücklich machen.

Betrachtet man häufige Verhaltensweisen von dementen Menschen, kann man oftmals den Auslöser für dieses Verhalten in der äußeren und inneren Biografie finden und dann entsprechend darauf reagieren. Im folgenden Abschnitt werden hierfür einige Beispiele dargestellt.

Viele demente Menschen sind ruhelos und äußern wiederholt, dass sie nach Hause müssten. Menschen, die aufgrund von Kriegserlebnissen ihre Heimat verlassen mussten, suchen deshalb oft nach dem Zuhause oder nach Vater und Mutter.

Kriegserlebnisse beeinflussen auch das Verhalten, wenn dadurch Ängste oder Schuldgefühle entstanden sind. Menschen, die im Konzentrationslager waren, haben beispielsweise bei dem Wort »Dusche« eine vollkommen andere Assoziation. Menschen, die als Soldaten andere getötet haben, leiden zum Teil lebenslänglich unter Albträumen. Viele möchten darüber gar nicht reden und reagieren beim Thema Vergangenheit ablehnend oder gar aggressiv.

Menschen, die während des Krieges auf der Flucht waren und Hunger leiden mussten, haben eine bewusste Einstellung zu Lebensmitteln. Oft werden diese im Zimmer gehortet, damit sie nie mehr Hunger leiden müssen und nichts verdirbt. Ähnliche Befürchtungen betreffen die Kleidung, viele demente Menschen denken, sie hätten nicht genug anzuziehen. Teilweise fühlen sie sich auch bestohlen, wenn Kleidungsstücke entfernt werden.

Die religiöse Erziehung, Höflichkeit, Fleiß, Ordnung und Disziplin, Rituale und moralische Werte spielen bei vielen Demenzerkrankten ebenfalls eine große Rolle. Einige Betroffene sitzen beispielsweise vor dem gefüllten Teller und rühren diesen nicht an, wenn zuvor kein Tischgebet gesprochen wurde.

Eine individuelle Betreuung von Demenzerkrankten ist nur dann möglich, wenn die innere Biografie verstanden und beachtet wird.

> **Praxistipp** ▮
>
> Das Generationenprojekt – Geschichtsschreibung von unten ist eine Internetplattform, in der jeder Interessierte Geschichten und Ereignisse aus der Vergangenheit veröffentlichen kann. Die Aufsätze sind nach Jahreszahlen geordnet und ermöglichen einen guten Einblick in die Realität der älteren Generation (www.generationenprojekt.de).

Die Biografie von Betreuten sollte immer im Team betrachtet werden, da jeder Mitarbeiter einen anderen Blick auf den Betroffenen hat und andere Informationen gewinnt. Ein regelmäßiger Austausch aller Beteiligten sollte deshalb stattfinden, bei wichtigen Informationen muss jedoch eine kurzfristige Informationsweitergabe erfolgen (▶ Kap. 11).

🔵 **Buchtipp** »Biografiearbeit«
von Monika Specht-Tomann
(Springer Verlag, Berlin 2009)

3.6   Kommunikationsspiele

Die Kenntnisse über Kommunikation können bei der Demenzbegleitung gezielt zur Aktivierung und Beschäftigung eingesetzt werden. In
diesem Abschnitt werden einige Kommunikationsspiele vorgestellt.
Weitere Beschäftigungsmöglichkeiten beinhaltet das Kapitel »Betreuung« (▶ Kap. 6).

Die Planung von Betreuungsmöglichkeiten kann völlig spontan
erfolgen, etwa wenn die Teilnehmer äußern, dass sie ein bestimmtes
Spiel machen möchten. Es besteht jedoch auch die Möglichkeit, ein
Projekt zu einem Thema durchzuführen, das die Betroffenen interes-
siert oder das jahreszeitlich gut geeignet ist und deshalb zur zeitlichen
Orientierung beiträgt.

An dieser Stelle werden deshalb Kommunikationsspiele vorgestellt, die als Projekt zum Thema »Wir machen Urlaub« vorbereitet
werden können.

Beispiel: Wir machen Urlaub

Spiel 1:
Die Teilnehmer erzählen frei, wohin sie gerne in Urlaub fahren würden oder wohin sie früher immer in Urlaub gefahren sind. Im Anschluss kann jeder Teilnehmer dazu ein Bild malen.

Spiel 2:
Der Gruppenleiter hat einen alten Koffer voller alter Gegenstände mit-
gebracht, die mit dem Thema Urlaub zusammenhängen, etwa Strohhut, Sonnenbrille, Landkarten, Bildbände, Badehose, Postkarten,
Wanderstock. Die Teilnehmer dürfen sich nun Gegenstände heraus-
nehmen und erzählen der Reihe nach, warum sie diesen Gegenstand
gewählt haben. Der Gruppenleiter sollte beginnen, damit die Teilnehmer das Spiel besser verstehen.

Spiel 3:
Jeder Teilnehmer kann nun Gegenstände wegnehmen und in den Koffer packen. Er erklärt den anderen, was er mitnimmt. Der nächste
Teilnehmer wiederholt, was der Vorgänger eingepackt hat und darf
nun selbst seinen Gegenstand dazu packen.

Spiel 4:
Der Koffer wird mit einem Tuch bedeckt, die Teilnehmer dürfen er-
tasten und raten, welcher Gegenstand sich im Koffer befindet. Zuvor
müssen die Teilnehmer die Gegenstände jedoch gesehen haben.

Spiel 5:
Der Gruppenleiter liest Reiseerinnerungen vor. Die Teilnehmer können im Anschluss ebenfalls über ihre schönste Reise erzählen. Der
Gruppenleiter kann unterstützend nachfragen: »Wer hat Sie begleitet,
was hat Ihnen besonders gut gefallen?« Wenn ein Teilnehmer niemals
verreist war, kann er erzählen, warum dies nicht möglich war.

Abschluss:
Gemeinsam wird eine »Urlaubswoche« geplant. Da in stationären
Einrichtungen die Möglichkeiten zu Verreisen nur in Ausnahme-

fällen gegeben sind, kann der Urlaub auch in der Einrichtung stattfinden. Dazu werden Vorschläge gesammelt, was die Teilnehmer gerne im Urlaub machen würden bzw. früher gemacht haben. Möglich wäre beispielsweise eine Wellness-Tag, ein Wandertag, ein Sport- oder Schwimmbadtag, ein Museums- oder Kulturtag, ein Ruhetag. Während des Urlaubs können Urlaubsbilder gemacht werden und Postkarten an die Familie oder an die Teilnehmer selbst, verschickt werden.

Alterserkrankungen

Alternde Menschen sind wie Museen: Nicht auf die Fassade kommt es an, sondern auf die Schätze im Innern.
Jeanne Moreau

In unserer Gesellschaft gibt es viele Krankheiten, die erst im Alter zutage treten. Das Immunsystem ist im Alter geschwächt, was Infektionen begünstigt. Das Herz-Kreislauf-System ist oft vom Bluthochdruck belastet, der Rücken und die Gelenke schmerzen und das Sehen lässt nach. In Zukunft werden Krankheiten wie Herzinfarkt, Schlaganfall, Diabetes und Lungenentzündung weiter stark ansteigen. Viele der Krankheiten und Gebrechen können zu Pflegebedürftigkeit und Bettlägerigkeit führen.

> **Alterskrankheiten sind Krankheiten, die zwar nicht nur, aber weitaus häufiger bei älteren Menschen auftreten.**

4.1   Diabetes mellitus

Diabetes mellitus – die Zuckerkrankheit – ist die häufigste Stoffwechselerkrankung, von der Millionen Menschen betroffen sind. Eine Form des Diabetes beginnt schon im jugendlichen Alter (Typ 1-Diabetes), wobei es sich jedoch nur um ca. 5% aller Diabetiker handelt. Eine zweite Form (Typ 2-Diabetes, auch Altersdiabetes genannt), ist weit häufiger verbreitet (ca. 50 Millionen in Europa) und beginnt später, etwa ab dem 40. Lebensjahr.

Aufgrund der Zunahme von Übergewicht sowie einer gesteigerten Lebenserwartung, nimmt die Erkrankung weltweit immer mehr zu und somit auch die Erkrankungswahrscheinlichkeit im Alter.

4.1.1   Krankheitsbild

Diabetes mellitus führt zu dauerhaft erhöhten Blutzuckerwerten, die wiederum Folgeerkrankungen vorwiegend an Augen, Nieren, Nervensystem, Herz, Gehirn und Blutgefäßen auslösen.

Über unsere Nahrung nehmen wir Zucker in unterschiedlichster Form, z. B. als Stärke, zu uns. Während des Verdauungsprozesses wird die Stärke zu Glukose abgebaut und dann ins Blut transportiert. Der Blutzuckerspiegel steigt an und **Insulin** wird ausgeschüttet, um den Blutzuckerspiegel zu regulieren. Durch das Insulin wird der Eintritt der Glukose in die Körperzellen ermöglicht, damit sie dort in Energie umgewandelt werden kann. Dadurch sinkt der Zuckerspiegel im Blut wieder ab. Ein gesunder Körper hält auf diese Weise den Zuckerspiegel konstant. Bei Diabetes Typ 1 und 2 ist dieses Prinzip auf unterschiedliche Weise gestört.

Typ 1-Diabetes

Typ 1-Diabetes entsteht durch einen Mangel am Hormon Insulin. Körpereigene Abwehrstoffe (Antikörper) beginnen – meist bereits in der Kindheit oder Jugend – insulinbildende Zellen in der Bauchspeicheldrüse zu zerstören, bis schließlich kein Insulin mehr ausgeschüttet werden kann.

Typ 2-Diabetes

Wie oben beschrieben ist dieser Diabetes-Typ sehr viel häufiger als der Typ 1-Diabetes. Hier kommt es ebenfalls zu einem Insulinmangel, der in der Regel langsam zunimmt. Meist wird zwar noch Insulin ausgeschüttet, dieses reicht jedoch nicht aus oder kann durch Veränderungen an den Körperzellen nicht mehr richtig wirken.

Ursachen des Diabetes Typ 2:
- »Erschöpfung« der insulinproduzierenden Zellen durch jahrelange Überproduktion von Insulin
- Insulinresistenz: Die Körperzellen reagieren zu gering oder gar nicht mehr auf Insulin
- Erbliche Veranlagung (gehäufte Diabetes-Fälle in der Familie)

Faktoren, die den Typ 2-Diabetes fördern:
- Übergewicht
- Bluthochdruck
- Erhöhte Blutfette
- Mangelnde Bewegung

- **Folgeerkrankungen**
- **Diabetische Mikroangiopathie**

Dauerhaft erhöhte Blutzuckerwerte schädigen die kleinen Blutgefäße des Körpers.

Besonders häufig betroffene Stellen für Durchblutungsstörungen:
- Netzhaut des Auges mit Sehstörungen bis hin zur Erblindung
- Nieren mit der Folge von Nierenschädigung bis zum Nierenversagen; als Folge einer Nierenschädigung kann sich ein Bluthochdruck entwickeln.

- **Diabetische Neuropathie**

Gleichfalls schädigen dauerhaft erhöhte Blutzuckerwerte die kleinen Nerven des Körpers, was wiederum zu Gefühlsstörungen führt (z. B. brennende Schmerzen in den Füßen, Veränderung in der Temperaturwahrnehmung).

- **Diabetischer Fuß**

Durchblutungsstörungen und Nervenschäden an den Füßen führen zu offenen, schlecht heilenden Wunden und Geschwüren (diabetische **Gangrän**). Manchmal kann dies sogar eine Amputation des Fußes notwendig machen. Schon kleine Verletzungen (z. B. beim Fußnägelschneiden) können langwierige Beschwerden machen.

■ ■ Diabetische Makroangiopathie

Dauerhaft erhöhte Blutzuckerwerte beschleunigen in erheblichem Ausmaß die **Arteriosklerose** (Arterienverkalkung) an den größeren Blutgefäßen. Kommen noch erhöhte Blutfettwerte, hoher Blutdruck und Übergewicht dazu, erhöht sich das Risiko z. B. für Herzinfarkt und Schlaganfall.

4.1.2 Diagnose und Behandlung

Die Erkrankung kann mittels Blutzucker- und Urinzucker-Bestimmungen diagnostiziert werden. Ein Diabetes mellitus liegt vor, wenn die Werte für den Blutzucker (nüchtern) mindestens 110 mg/dl oder mehr betragen.

Die Behandlung richtet sich danach, ob ein Typ 1- oder ein Typ 2-Diabetes vorliegt (Insulinbehandlung und/oder Medikamente wie orale Antidiabetika). Ziel der Behandlung ist ein ausgeglichener Blutzuckerhaushalt. Häufig liegt beim Typ 2-Diabetes eine ungesunde Ernährungsweise mit Übergewicht und Fettleibigkeit vor. Deswegen gehört zu jeder Diabetesbehandlung auch eine Umstellung der Lebensgewohnheiten.

Lebensgewohnheiten, die umgestellt werden sollten:
— Reduktion des Übergewichtes
— Körperliche Bewegung
— Gesunde, kohlenhydratreduzierte Ernährung (Vollwertkost)

> Eine vaskuläre Demenz wird von arteriosklerotischen Gefäßveränderungen im Gehirn verursacht.

Eine Heilung der Erkrankung ist nicht möglich. Durch eine konsequente Blutzuckerkontrolle verbunden mit der Einhaltung der Therapie, vor allem der entsprechenden Ernährung, kann ein Diabetiker ein beschwerdefreies Leben führen, ohne dass Folgeerkrankungen mit den daraus resultierenden Spätschäden (wie z. B. Gefäßschäden) auftreten.

Trotz optimaler Einstellung des Blutzuckerspiegels kann es zu Unter- oder Überzuckerungen kommen. Der Diabetiker, seine Angehörigen und Betreuer sollten über die Symptome im Notfall Bescheid wissen.

4.1.3 Überzuckerung (Hyperglykämie)

Durch zu hohe Blutzuckerwerte kann eine lebensbedrohliche Situation entstehen: das diabetische **Koma**. Der Körper versucht, den überschüssigen Zucker mit dem Urin durch die Niere auszuscheiden. Durch den nun hohen Flüssigkeitsverlust kommt es zu einer Austrocknung. Die Symptome entwickeln sich normalerweise über Stunden bis Tage.

Symptome einer Hyperglykämie:

- Zunehmendes starkes Durstgefühl
- Starker Harndrang
- Trockene, oft auch gerötete Haut und Schleimhäute
- Müdigkeit, Benommenheit
- Sehstörungen
- Schwäche
- Evtl. Azetongeruch des Atems (erinnert an faule Äpfel oder Nagellack)
- **Bewusstseinseintrübung** bis hin zur Bewusstlosigkeit

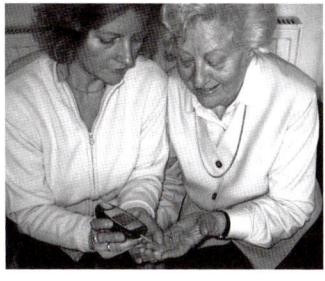

Abb. 4.1 Blutzucker messen

Praxistipp

Im täglichen Kontakt mit dem Betroffenen ist es wichtig, auf entsprechende Hinweise zu achten und diese Beobachtungen möglichst rasch an eine Pflegefachkraft weiterzugeben. Diese wird bei Verdacht auf Hyperglykämie zunächst den Blutzucker bestimmen (■ Abb. 4.1) und bei Werten über 280 mg/dl den Hausarzt verständigen.

4.1.4 Unterzuckerung (Hypoglykämie)

Bei erniedrigten Blutzuckerwerten unter 50 mg/dl spricht man von Unterzuckerung. Ursache können eine zu niedrige Kohlenhydrataufnahme, zu viel Insulin oder übermäßige körperliche Anstrengung sein. Eine unbehandelte Unterzuckerung kann zu Bewusstlosigkeit führen.

Symptome einer Hypoglykämie:

- Schwächegefühl, Zittrigkeit, Gangunsicherheit
- Kraftlosigkeit
- Schweißausbrüche (am ganzen Körper)
- Verwaschene Aussprache
- Konzentrationsschwäche (Verwirrung)
- Koordinationsstörungen (derjenige wirkt u. U. plötzlich wie ein Betrunkener)
- Gefühlsschwankungen (manche Personen werden **aggressiv**, andere hyperaktiv und albern)
- **Bewusstseinseintrübung**

Um diese Symptome bei einem demenziell erkrankten Menschen von seiner Demenzerkrankung zu unterscheiden, muss man ihn sehr gut kennen und beobachten. Wenn aufgrund der oben beschriebenen Symptome eine Unterzuckerung zu vermuten ist und der Betroffene noch bei gutem Bewusstsein ist, sollte umgehend eine Pflegefachkraft informiert werden oder, wenn man alleine unterwegs ist, sofort Kohlenhydrate verabreicht werden.

Auf Spaziergängen mit Diabetikern immer Kohlenhydrate (z. B. Traubenzucker) mitnehmen!

Sofortmaßnahmen bei einer Hypoglykämie:
- 20 g Traubenzucker (oder 4 Plättchen Dextro-Energen) oder
- 8 Stück Würfelzucker oder
- 200 ml Fruchtsaft oder Cola

Danach muss wenig später der Blutzucker gemessen werden.

Bewusstlosen niemals Flüssigkeit einflößen!

> **Bei Bewusstlosigkeit sofort den Notarzt verständigen, ggf. die Atemwege freimachen, den Betroffenen in die stabile Seitenlage bringen und zudecken (▶ Kap. 8).**

4.2 Degenerative Erkrankungen des Bewegungsapparates

4.2.1 Gelenkverschleiß (Arthrose)

Unter Arthrose versteht man einen Gelenkschaden, der häufig durch Fehlbelastungen verursacht ist. Ab dem 70. Lebensjahr können bei mehr als 80% aller Menschen solche degenerativen Veränderungen festgestellt werden.

Die Arthrose beginnt zunächst mit einem Abbau des Gelenkknorpels, der den Knochen vor Stößen oder großer Belastung schützen soll. Durch ein Missverhältnis von Belastung und Belastbarkeit bildet dieser sich im Laufe der Zeit soweit zurück, bis der Knochen teilweise oder sogar ganz freiliegt. Der nun schutzlose Knochen versucht diese Überbelastung auszugleichen, indem er verstärkt Knochensubstanz bildet. Dieser Umbauprozess des Knochens mit knotigen Verdickungen und Deformierungen führt nun zu einer Zerstörung der Gelenkfläche. Eine zunehmende Funktionsbehinderung des Gelenks ist die Folge. Außerdem kommt es durch den Knorpelverschleiß bzw. -abrieb immer wieder zu Schwellungen und Ergüssen im Gelenk sowie zu Entzündungen der Gelenkhaut.

Eine Arthrose kann in jedem Gelenk des Körpers entstehen. Am häufigsten sind jedoch das Hüft- und das Kniegelenk betroffen, da diese Gelenke am meisten durch das eigene Körpergewicht belastet werden.

Ursachen

Viele Ursachen können zu einer Arthrose führen:
- Erblich bedingte Störung des Knorpels
- Angeborene Fehlstellung von Gelenken (z. B. X-Bein-Stellung)
- Verletzungen (z. B. Knochenbrüche, Bandverletzungen)
- Stoffwechselstörungen (z. B. Diabetes, Gicht)
- Gelenkentzündungen
- Übergewicht

Symptome

Symptome der Arthrose sind Schmerzen in den betroffenen Gelenken. Besonders bei kalter und feuchter Witterung klagen die Betroffenen, dass sich diese verstärken. Auch Belastungen, wie etwa Treppen heruntersteigen, sind sehr schmerzhaft. Typisch ist auch der sogenannte Anlaufschmerz. Morgens beim Aufstehen oder nach längerem Ruhen sind die ersten Bewegungen schmerzhaft. Nach wenigen Metern verbessert sich dies, wenn das Gelenk »warmgelaufen« ist. Ein weiteres Symptom ist die Steifigkeit des Gelenkes (Bewegungseinschränkung).

Kommt eine Entzündung dazu, ist das Gelenk gerötet und warm (aktivierte Arthrose). Außerdem kann ein Gelenkerguss entstehen.

> Menschen mit Arthrose müssen sich nach längerer Ruhezeit erst wieder »warmlaufen«.

Diagnose und Behandlung

Obwohl die Diagnose schon anhand der Krankengeschichte oder bei Schäden der Knie- und Hüftgelenke anhand des Gangbildes gestellt werden kann, wird vor allem durch das Röntgenbild eine Arthrose diagnostiziert. Darin kann der Arzt die typischen Veränderungen im Gelenk erkennen.

Ziel der Behandlung ist vor allem die Schmerzlinderung durch Gabe von Medikamenten (Analgetika).

Weitere Behandlungsziele:

- Beschwerden lindern (z. B. durch Kälte- und Wärmebehandlungen)
- Beweglichkeit und Gehleistung verbessern (z. B. Krankengymnastik, orthopädische Therapie)
- Fortschreiten des Gelenkverschleißes verhindern (z. B. durch Muskelkräftigung)
- Lebensqualität des Betroffenen insgesamt erhalten oder verbessern

Sport und Bewegung hat in vielerlei Hinsicht einen günstigen Einfluss, auch wenn man an Arthrose erkrankt ist. Dabei gilt jedoch: Betroffene sollen sich viel bewegen, ohne die Gelenke viel zu belasten.

> Bewegungsübungen und Tanzen in der Gruppe fördert die Beweglichkeit der Gelenke.

4.2.2 Osteoporose (Knochenschwund)

Unter Osteoporose versteht man eine Störung im Knochenstoffwechsel, wodurch die Knochenmasse über das normale Maß hinaus abnimmt und sich deshalb die Knochenstruktur verändert. Betroffen sind vor allem Menschen im höheren Lebensalter.

Von Geburt bis etwa zum 30. Lebensjahr wird das Knochengerüst stetig auf- und umgebaut. Die maximale Knochenmasse hat man etwa im 35. Lebensjahr erreicht. Danach überwiegt der Knochenabbau. Dieser Umbauprozess (Auf- und Abbau der Knochen) findet kontinuierlich statt, der Knochen wird dabei ständig erneuert. Die Geschlechtshormone (Östrogen, Testosteron) steuern (neben anderen

Faktoren, wie z. B. Vitamin D) den Knochenumbau, regulieren die Aufnahme von Kalzium in das Knochengewebe und bremsen den Knochenabbau. Im Alter verändert sich der Hormonhaushalt, der Abbauprozess des Knochens verstärkt sich, Knochenmasse geht verloren und das Knochenbruchrisiko steigt an.

Ursachen und Beschwerden

Das weibliche Hormon **Östrogen** schützt Frauen vor einem Knochenabbau. In den Wechseljahren sinkt der Östrogenspiegel und der altersbedingte Knochenabbau beschleunigt sich. Nach dem 60. Lebensjahr leidet jede dritte Frau unter Osteoporose. Es sind also überdurchschnittlich häufig Frauen von Osteoporose betroffen.

Testosteron schützt Männer ähnlich wie das weibliche Hormon Östrogen. Da Männer keine klassischen Wechseljahre haben, geht die Hormonproduktion viel später zurück und Osteoporose entwickelt sich erst etwa ab dem 70. Lebensjahr.

Risikofaktoren:
- Familiäre Vorbelastung
- Zu wenig Bewegung
- Untergewicht
- Falsche Ernährung (z. B. Kalzium- und Vitamin D-arm)

Durch die Verringerung der Knochensubstanz verschlechtert sich die Gewebsstruktur des Knochens, Verlust an Stabilität und Elastizität ist die Folge. Die Beschwerden der Osteoporose beginnen langsam, etwa mit Rückenschmerzen. Beim Fortschreiten der Erkrankung werden die Knochen anfällig für Brüche. Hüfte, Oberschenkelhals, Unterarm und die Wirbelsäule sind häufig von Brüchen betroffen. Im fortgeschrittenen Stadium treten Brüche sogar ohne Sturzereignis auf, die Knochen sinken in sich zusammen, Muskelverspannungen treten auf. Die Betroffenen leiden unter Schmerzen und eingeschränkter Bewegungsfähigkeit, die, wenn sie fortschreitet, nicht selten eine Aufnahme im Pflegeheim zur Folge hat.

Diagnose und Behandlung

Mit unterschiedlichen Methoden, wie etwa Röntgenuntersuchung, Knochendichtemessung, Computertomographie oder **Ultraschallmessung**, kann man eine Osteoporose diagnostizieren. Typisch zu beobachten ist auch die Veränderung in der Körperhaltung der Betroffenen wie z. B. der Rundrücken auch »Witwenbuckel« genannt und der Körpergrößenverlust (◨ Abb. 4.2).

Eine Steigerung der Beweglichkeit kann das Sturzrisiko senken.

Ziele der Behandlung:
- Schmerzfreiheit z. B. durch Medikamente und/oder durch Physiotherapie (Massagen, Wärmeanwendungen und vieles mehr)
- Erhalten der Gelenkbeweglichkeit und Muskelkraft (z. B. durch aktive Bewegung vor allem bei Tageslicht)
- Erhaltung einer bestmöglichen Körperhaltung

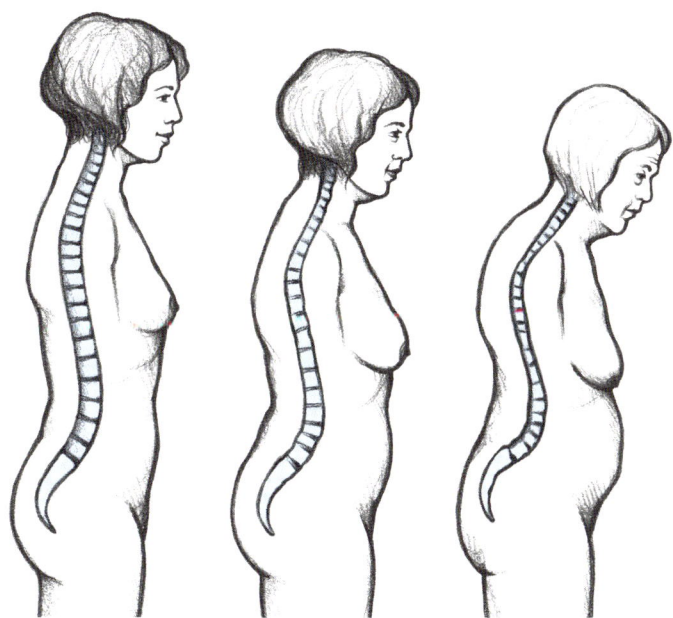

■ **Abb. 4.2** Rundrücken

— Ergänzend zu den oben beschriebenen Maßnahmen, ist eine
Umstellung oder Anpassung der Lebensgewohnheiten (z. B. der
Ernährung mit ausgewogener Mischkost und hohem Kalzium-
anteil, Verzicht auf Nikotin und Alkohol) der Betroffenen erforderlich

4.3 Herz-Kreislauf-Erkrankungen

Über das Herz-Kreislauf-System wird der Körper mit allen wichtigen
Nährstoffen und Sauerstoff versorgt. Das Herz ist in diesem System die
Pumpe und sorgt dafür, dass innerhalb von einer Minute das gesamte
Blut des Menschen (ca. 5–6 Liter) einmal den gesamten Organismus
durchfließt. Bei leichter Tätigkeit schlägt das Herz eines Erwachsenen
ca. 60–80mal/Minute.

Das Herz besteht aus einer linken und einer rechten Hälfte
(■ Abb. 4.3). Jede der Hälften ist wiederum in einen kleinen Vorhof
und in eine größere Kammer unterteilt. Über die rechte Herzkammer
wird das Blut durch die Lungenarterie in die Lunge gepumpt. Im Ge-
samtkreislauf des Blutes ist die Lunge eine der wichtigsten Stationen,
denn hier finden die Aufnahme von Sauerstoff und die Abgabe von
Kohlendioxid statt. Das nun sauerstoffreiche Blut gelangt über die
Lungenvene in die linke Herzkammer. Hier endet der Lungenkreislauf
und der Körperkreislauf beginnt. Das mit Sauerstoff angereicherte
Blut gelangt über den linken Vorhof in die linke Herzkammer. Durch
Zusammenziehen (Kontraktion) der Herzkammer wird das Blut

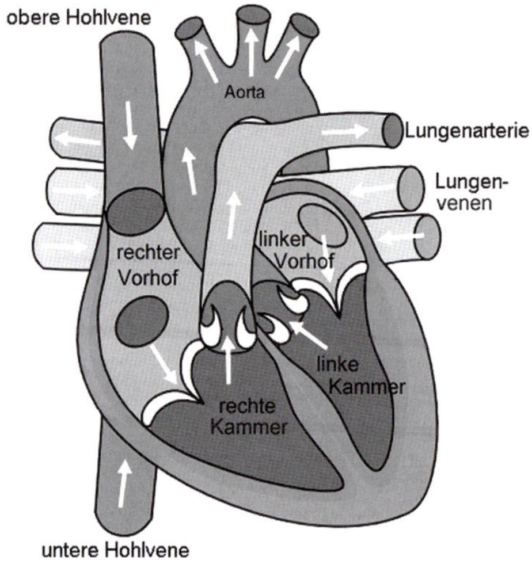

obere Hohlvene

Aorta

Lungenarterie

Lungen-
venen

rechter
Vorhof

linker
Vorhof

linke
Kammer

rechte
Kammer

untere Hohlvene

Abb. 4.3 Das Herz

durch die Aorta in den Körper gepumpt. Transportiert wird das Blut
in den Blutgefäßen.

- Blutgefäße, die zum Herzen hinführen, werden als Hohladern
  (Venen) bezeichnet.
- Blutgefäße, die vom Herz wegführen, heißen Schlagadern
  (Arterien).

Je weiter die Blutgefäße vom Herzen entfernt sind, umso verzweigter
werden sie und umso kleiner wird auch ihr Durchmesser. In den
kleinsten Gefäßen findet ein ständiger Stoffwechsel statt, Nährstoffe
und Sauerstoff werden dem Gewebe zugeführt, Abfallstoffe und Koh-
lendioxyd wieder abtransportiert. Das nun sauerstoffarme Blut wird
in den Venen zum Herzen zurücktransportiert. Wenn das Blut über
den rechten Vorhof in die rechte Herzkammer gelangt ist, endet der
große Körperkreislauf.

4.3.1   Herzerkrankungen

Bewegungsmangel, Bluthochdruck, Übergewicht, Diabetes, Fettstoff-
wechselstörungen oder Stress können im Laufe des Lebens dazu führen, dass sich im Alter eine Herzerkrankung bemerkbar macht (z. B.
Herzrhythmusstörungen, Koronare Herzkrankheit). Die Betroffenen
können leicht ermüdbar und kurzatmig sein, außerdem bei körperlicher Belastung unter Schmerzanfällen hinter der Brust leiden.

> **Vor jeder geplanten Aktivität klären, wie belastbar der
> Betroffene ist!**

4.3.2 Der Blutdruck

Um den Blutkreislauf aufrechtzuerhalten, muss ein bestimmter Druck vorhanden sein. Er wird durch die Auswurfkraft des Herzens erzeugt. Der Druck des strömenden Blutes auf die Arterienwände heißt Blutdruck. Der Blutdruck wird in zwei Werten angegeben. Bei einem gesunden Erwachsenen beträgt der Blutdruck in Ruhe ca. 120/80 **mmHg,** wobei Blutdruckschwankungen im Tagesverlauf normal sind.

Niederer Blutdruck (Hypotonie)

Von niedrigem Blutdruck spricht man bei Werten unter 100/60 mmHg. Viele Menschen haben einen niedrigen Blutdruck, der ihnen jedoch keine Beschwerden verursacht. Bei anderen treten Kreislaufbeschwerden z. B. nach langem Stehen oder plötzlichem Lagewechsel auf (schnelles Aufrichten). Typische Beschwerden, die dann angegeben werden, sind Schwindelgefühl oder »Schwarzwerden« vor den Augen. Schweißausbrüche, kalte Füße und Hände sowie Müdigkeit und Antriebslosigkeit können ebenfalls auf niedrigen Blutdruck hinweisen.

> Lange Bettlägerigkeit und/oder Flüssigkeitsmangel (Schwitzen, Durchfall) können einen niedrigen Blutdruck verursachen.

Bluthochdruck (Hypertonie)

Wenn die Grenze des normalen Blutdrucks in Ruhe mit Werten über 140/90 mmHg dauerhaft überschritten wird, spricht man von Bluthochdruck. Viele Menschen merken nicht, dass ihr Blutdruck erhöht ist und so kann er schleichend die Blutgefäße schädigen. Verschiedene Ursachen und Risikofaktoren können einen Bluthochdruck auslösen, wobei meist mehrere Ursachen zusammen kommen.

> Bluthochdruck ist der wichtigste Risikofaktor für einen Schlaganfall.

Mögliche Ursachen für Bluthochdruck:
- Beeinflussbare Faktoren, wie z. B. Rauchen, Übergewicht, erhöhte Blutfette, Bewegungsmangel
- Erhöhtes Alter
- Krankheiten, wie z. B. Herz- und Nierenerkrankungen, Diabetes mellitus

Betroffene zeigen oftmals einen roten Kopf und klagen über Kopfdruck (»Das Gefühl, als ob der Kopf platzt«), Schwindel und/oder Ohrensausen, haben Nasenbluten oder Schweißausbrüche.

▪ Diagnose und Behandlung

Ein Bluthochdruck kann durch regelmäßige Blutdruckmessung (meist Langzeitmessungen über 24 Stunden) diagnostiziert werden (◘ Abb. 4.4). Ein nur vereinzelt erhöht gemessener Blutdruck beweist noch keine Bluthochdruck-Krankheit.

Das Ziel der Behandlung ist es, Gefäßschädigungen – wie Arteriosklerose – zu verhindern.

Mögliche Folgen von Gefäßschädigungen:
- Herzinfarkt
- Schlaganfall
- Niereninsuffizienz (chronische Nierenschwäche)

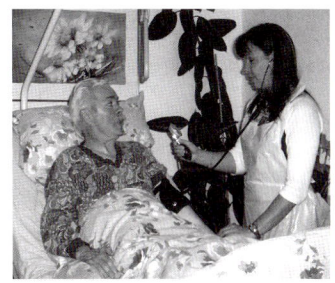

◘ **Abb. 4.4** Blutdruck messen

Die Behandlung wird zunächst mit der Umstellung von Lebensgewohnheiten begonnen.

Im Rahmen der Betreuung
immer wieder zu viel Bewegung
an frischer Luft motivieren!

Umstellung von Lebensgewohnheiten:
- Ausreichende Bewegung an frischer Luft
- Ausgewogene Ernährung mit wenig Alkohol und Einschränkung des Salzkonsums
- Gewichtsreduktion
- Verzicht auf Nikotin
- Entspannungsübungen

Erst wenn die Änderung der Lebensgewohnheiten nicht ausreicht (die Umsetzung ist bei Senioren eher schwierig), werden zusätzlich Medikamente (Antihypertensiva) eingesetzt.

4.3.3 Schlaganfall (Apoplex)

Bei der Betreuung auf plötzlich
auftretende Lähmungen oder
Schwächen in Körperteilen achten!

Der Schlaganfall – ein Blitz aus heiterem Himmel – (be-)trifft in Deutschland in jedem Jahr Hunderttausende. Er ist eine akute Erkrankung der Blutgefäße im **Zentralnervensystem**. Durch den Verschluss einer Arterie (70–80% aller Schlaganfälle) oder durch eine Blutung ins Hirngewebe (15–25%) kommt es zur Sauerstoffunterversorgung einzelner Gehirnareale. Er kann sich durch plötzlich auftretende Warnzeichen ankündigen.

Mögliche Warnsignale:
- Sehr starker Kopfschmerz
- Sehstörungen
- Schwindel mit Gangstörungen
- Taubheitsgefühl
- Lähmung
- Schwäche im Gesicht (z. B. herabhängender Mundwinkel), Arm, Bein oder der ganzen Körperhälfte

Der Schlaganfall ist die häufigste
Ursache für dauerhafte Behinderung in Deutschland.

> **Achtung bei plötzlich auftretenden Schlaganfall-Symptomen: Der Schlaganfall ist ein Notfall und jede Minute zählt. Eine Pflegefachkraft muss schnell informiert werden und umgehend einen Notruf abgesetzt werden (▶ Kap. 8).**

Folgen des Schlaganfalls

Schlaganfälle führen nicht nur zu
Lähmungen, sondern erhöhen
auch das Risiko, an einer Demenz
zu erkranken.

Je nachdem, welcher Bereich des Gehirns in welchem Ausmaß betroffen ist, sind die Symptome nach einem Schlaganfall unterschiedlich. Die Folgen können von sichtbaren körperlichen Behinderungen bis hin zu Beeinträchtigungen der geistigen Fähigkeiten oder Störungen des Verhaltens und Erlebens reichen. Für die Betroffenen bedeuten die Folgen des Schlaganfalls eine erhebliche Einschränkung, die folgende Bereiche betreffen können und eine Umstellung des bisherigen Lebens erfordern.

- **Einschränkungen bei körperlichen Funktionen**
- Hemiplegie bedeutet die Lähmung einer Körperseite
- Spastiken, das bedeutet eine ungebremste Muskelaktivität, die Kopf, Rumpf und Glieder in ungewünschte und nicht funktionelle Stellungen zieht
- Unterschiedliche Gefühlsempfindungen in beiden Körperhälften. Das bedeutet, dass die Symmetrie und damit das körperliche Gleichgewicht gestört sind
- Kau- und Schluckstörungen behindern bei der Aufnahme der Nahrung
- Die Betroffenen leiden unter **Urin- und Stuhlinkontinenz**

- **Sensibilitätsstörungen**
- Taubheitsgefühl bis hin zu totalem Gefühlsverlust (Verletzungsgefahr!)
- Gestörtes Wärme-Kälte-Gefühl
- Überempfindlichkeit
- Schmerzen (z. B. Schulterschmerzen)

> Der halbseitengelähmte Mensch kann vielleicht seine betroffene Seite nicht wahrnehmen, aber dennoch Schmerzen fühlen!

- **Einschränkungen geistiger Fähigkeiten**
- Oftmals behindert eine Sprachstörung den Kontrakt zur Umwelt (▶ Kap. 5)
- Vernachlässigung der betroffenen Seite (Neglect)
- Aufmerksamkeits- und Konzentrationsstörungen
- Wahrnehmungs- und Sehstörungen

- **Veränderung im Verhalten**
- Antriebslosigkeit
- Reizbarkeit

- **Veränderung im Erleben**
- Oft unterliegen Betroffene Stimmungsschwankungen (**Depressionen**)
- Sie haben Angst vor Stürzen oder vor einem erneuten Schlaganfall

Behandlung und Pflege nach Schlaganfall

Der Schwerpunkt der Behandlung richtet sich auf die rasche Mobilisation (Förderung und Erhaltung der Bewegungsfähigkeit) und den Beginn eines Selbsthilfetrainings (◘ Abb. 4.5). Wichtig ist, dass die gesamte Therapie, Pflege und Betreuung auf einem einheitlichen Konzept beruhen. Ein häufig angewandte Konzept ist das **Bobath-Konzept**. Fragen Sie in der Einrichtung nach, nach welchem Konzept gearbeitet wird.

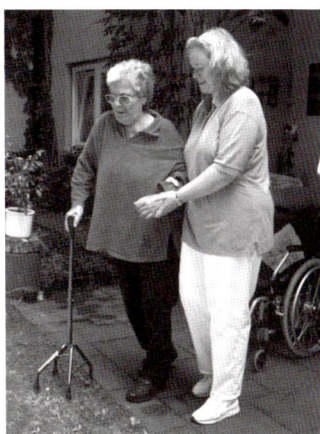

◘ **Abb. 4.5** Gehen bei Halbseitenlähmung

Pflege und Dokumentation

> Planung beginnt damit, dass man sich überlegt, was man will.
> *Ekkehard Kappler*

Ausgangspunkte professioneller Pflege sind die persönlichen Bedürfnisse, Gewohnheiten und sozialen Kontakte sowie die individuellen Pflegeprobleme und die verbliebenen Selbstpflegefähigkeiten eines Menschen. Dazu werden alle Informationen benötigt, die zur Förderung, Betreuung und Pflege eines Menschen erforderlich sind. Im Rahmen des Pflegeprozesses werden deshalb eine Pflegeanamnese mit Biografie und eine Pflegeplanung erstellt.

5.1   Pflegeprozess

Der Pflegeprozess ist eine schriftlich fixierte, strukturierte Vorbereitung und Planung der Pflegeleistung. Eine festgelegte Abfolge verschiedener Schritte bewirkt, dass anstelle einer spontanen willkürlichen Pflege eine geplante und nachvollziehbare Betreuung entsteht. Die Pflegeleistung wird dadurch für alle Beteiligten transparent.

Prinzipiell handelt es sich beim Pflegeprozess um ein systematisches Handlungsmodell auf der Basis des Problemlösungsprozesses. Der Pflegeprozess gliedert sich in mehrere Phasen.

5.1.1   Phase 1: Die Informationssammlung

Ohne Informationssammlung gibt es keine geplante Pflege!

Die Basis oder Grundlage für die Pflegeplanung ist die Informationssammlung oder Pflegeanamnese.

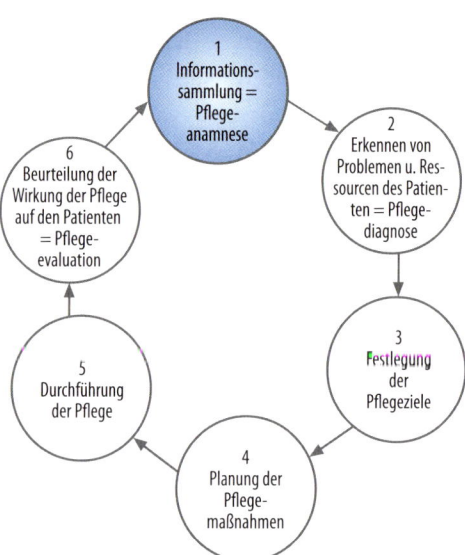

■ **Abb. 5.1** Phase 1: Informationssammlung

Als Instrumente der Pflegeanamnese dienen neben dem Erstgespräch auch Beobachtungen und Informationen durch nahestehende Personen (Angehörige und Freunde) oder andere an der Pflege und Betreuung beteiligte Personen. Ziel dabei ist das Erfassen des aktuellen Zustands des Pflegebedürftigen. Die gesammelten Informationen bilden das Fundament der weiteren Pflegeplanung (◘ Abb. 5.1).

Zumeist orientiert sich diese Datenerhebung in Form der Pflegeanamnese an den AEDL nach Prof. M. Krohwinkel. Zusätzlich zur Pflegeanamnese muss ein **Risikoassessment** erfolgen. Von besonderer Bedeutung ist hier auch der Beginn der Biografiearbeit (► Kap. 3).

> ❯ Die Pflegeanamnese muss, der Entwicklung des Pflegeprozesses entsprechend, kontinuierlich aktualisiert werden.

Beobachtungen und Erkenntnisse, die während der Betreuung gemacht werden, sollten zur Ergänzung der Pflegeanamnese sowie der Biografie an die zuständige Pflegefachkraft weitergegeben werden!

5.1.2 Phase 2: Erkennen von Ressourcen und Pflegeproblemen

Nach Abschluss der Pflegeanamnese folgt die zweite Phase des Pflegeprozesses. Durch die gesammelten Informationen sind Ressourcen und vorhandene Pflegeprobleme deutlich geworden (◘ Abb. 5.2). Bei

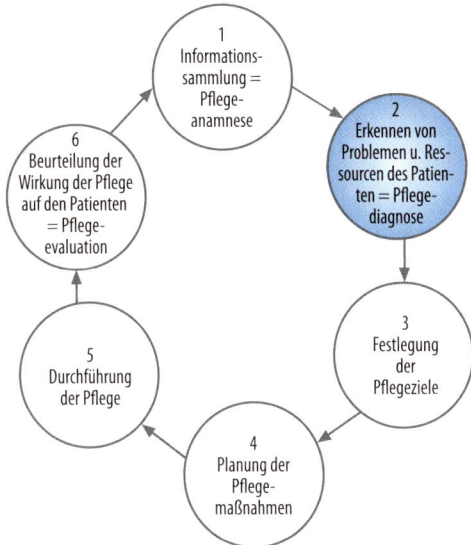

◘ **Abb. 5.2** Phase 2: Erkennen von Ressourcen und Pflegeproblemen

der Pflegeplanung sollen die Ressourcen des Pflegebedürftigen genutzt und gefördert werden, seine Einschränkungen berücksichtigt und seinen Bedürfnissen entgegengekommen werden.

Ressourcen – Eigenständigkeit fördern und erhalten

❯ **In der Pflege handelt es sich bei Ressourcen um Fähigkeiten und Möglichkeiten, die der Pflegebedürftige hat und die er einsetzen kann, um sich selbst zu versorgen.**

Durch Berücksichtigung der Ressourcen wirkt Pflege aktivierend!

Es ist ein Merkmal professioneller Pflege, den Pflegebedürftigen gekonnt darin zu unterstützen, selbst mit seinen Problemen fertig zu werden, damit er, soweit möglich, autonom bleiben/werden kann. Die Nutzung der Ressourcen steigert dabei sein Selbstwertgefühl.
  Merkmale von Ressourcen:
- Ressourcen sind Hilfsquellen des Pflegebedürftigen.
- Ressourcen sind individuell verschieden und müssen aktuell erfasst und fortlaufend ergänzt werden.
- Ressourcen beeinflussen im Falle einer Erkrankung den Genesungsprozess positiv.
- Ressourcen helfen dem Pflegebedürftigen, die größtmögliche Selbstständigkeit zu erreichen.

Zu beachten ist, dass Ressourcen sich verändern. Eine Evaluation der Pflegeplanung muss deshalb immer auch eine Überprüfung der Pflegeanamnese und der Ressourcen beinhalten.

❯ **Im Rahmen der Betreuung müssen Ressourcen beachtet und gefördert werden. Die Pflegeplanung gibt hierzu Auskunft. Dies kann mit der zuständigen Pflegefachkraft besprochen werden.**

Pflegeprobleme

❯ **Ein Pflegeproblem ist eine Beeinträchtigung in einem Lebensbereich, die der Pflegebedürftige selbst nicht kompensieren kann, die seine Unabhängigkeit einschränkt und ihn belastet.**

Wenn der Pflegebedürftige diese Beeinträchtigung nicht alleine (aus eigener Kraft) bewältigen kann und deshalb pflegerische Hilfe benötigt, dann ist ein Pflegeproblem vorhanden. Beispiel: Eine Person kann aufgrund von Kraftlosigkeit nicht ohne Unterstützung (= Hilfebedarf) vom Stuhl aufstehen.

❯ **Vorhandene Probleme sind auch bei der Betreuung relevant, Unterstützung ist durch den Begleiter erforderlich (z. B. Unterstützung beim Aufstehen aus dem Stuhl, bei der Nahrungsaufnahme). Wenn im Rahmen der Betreuung neue auftretende Probleme festgestellt werden, sollten diese unverzüglich an die zuständige Pflegefachkraft weitergegeben werden!**

5.1.3 Phase 3: Festlegung der Pflegeziele

In Phase 3 erfolgt nun die Festlegung der zu den jeweiligen Pflegeproblemen gehörenden Pflegeziele (■ Abb. 5.3).

> ❯ **Ein Pflegeziel bezieht sich auf ein bestimmtes Pflege-
> problem und beschreibt das angestrebte Ergebnis, welches
> der Pflegebedürftige und/oder seine Angehörigen/das
> Pflegeteam in einem festgelegten Zeitraum erreichen wollen.**

Das Pflegeziel gibt die Richtung der geplanten Maßnahmen an und ist
gleichzeitig Kriterium und Maßstab, um die Wirksamkeit der geplanten Maßnahmen zu beurteilen. Es werden 3 Arten von Pflegezielen
unterschieden.

Erhaltungsziele

Erhaltungsziele kommen häufig in der Altenpflege zum Tragen, wenn
realistisch keine Verbesserung des Zustandes mehr möglich ist (z. B.
bei einer fortgeschrittenen Demenz). Dabei soll der Pflegebedürftige
keine zusätzlichen Beeinträchtigungen erleiden. Im Vordergrund stehen deswegen die Erhaltung und Förderung der Ressourcen (z. B.
»Nimmt weiterhin die Mahlzeiten am Tisch ein.«).

Die gezielte Betreuung leistet einen wichtigen Beitrag zur Erhaltung und Förderung von Fähigkeiten.

Rehabilitationsziele

Rehabilitationsziele betreffen die Verbesserung des jetzigen Zustandes, z. B. verbesserte Mobilität, selbstständiges Essen und Trinken. Es
gibt Pflegeziele, die nur nach einer langen Zeitspanne erreicht werden
können (Fernziele). Für einzelne Schritte, die zur Erreichung des Fern-
ziels notwendig sind, werden Nahziele beschrieben.

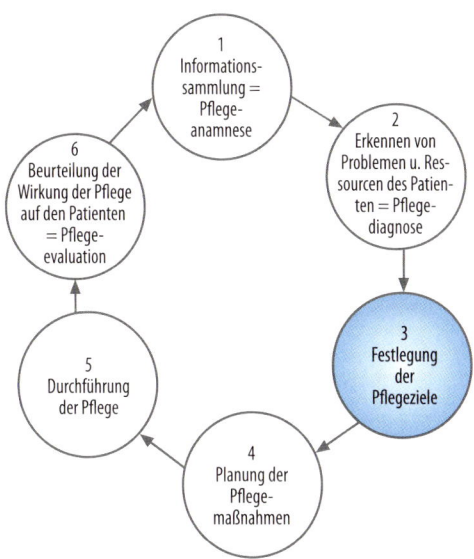

■ **Abb. 5.3** Phase 3: Festlegung der Pflegeziele

Bewältigungsziele

Gespräche bei der Betreuung helfen dem Pflegebedürftigen, seine veränderten Lebensbedingungen oder nicht verarbeitete Ereignisse im Leben zu bewältigen.

Bewältigungsziele dienen der Situationsbewältigung. Beispiele hierzu sind die Bewältigung von veränderten Lebensbedingungen.

Gründe für verändert Lebensbedingungen:

- Umzug ins Heim
- Dauerhafte Behinderung nach Sturz oder Schlaganfall
- Tod des Lebenspartners
- Beginnende Demenz (Stadium 1)

5.1.4   Phase 4: Planung der Pflegemaßnahmen

Pflegerische Leistungen sind mit hauswirtschaftlichen und mit Betreuungsleistungen abzustimmen.

In Phase 4 erfolgt nun die Festlegung der Pflegemaßnahmen (oder Pflegeinterventionen, pflegerische Leistungen), die sich konsequenterweise aus den gesteckten Pflegezielen ergeben (◘ Abb. 5.4).

> ❯ **Pflegemaßnahmen sind Handlungsanweisungen, die beschreiben, was, wann, wie und womit und wie oft getan wird.**

Innerhalb der Pflegeplanung werden die Maßnahmen handlungsanleitend für alle formuliert. Dabei haben sich mittlerweile individuelle Pflegeablaufpläne als sinnvoll erwiesen. Jede Pflegemaßnahme muss dem aktuellen pflegerischen Fachwissen entsprechen und kann sich dabei auf Pflegestandards beziehen.

Pflegestandard

Pflegestandards sind verbindliche Vorgaben, die durch Vorgesetzte verabschiedet und eingesetzt werden. Sie legen durch messbare Kriterien ein bestimmtes Qualitätsniveau der Pflege fest.

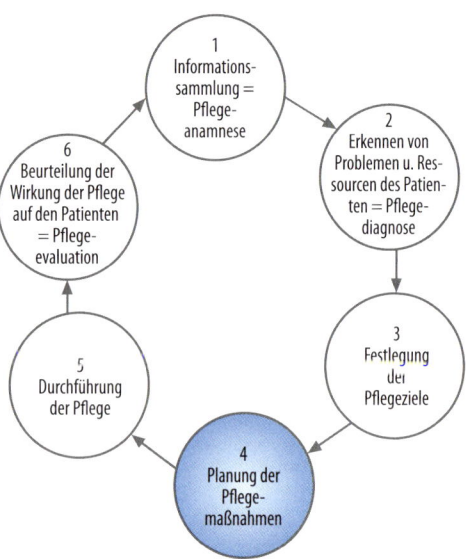

◘ **Abb. 5.4** Phase 4: Planung der Pflegemaßnahmen

In diesem Zusammenhang sollten spezielle Konzepte und Standards der Einrichtung für Menschen mit Demenz erfragt werden z. B. KDA-Qualitätshandbuch »Leben mit Demenz«, DCM (▶ Kap. 6).

5.1.5 Durchführung der Pflege

In Phase 5 werden die geplanten Pflegemaßnahmen ausgeführt. Sie werden zumeist im Team besprochen und müssen dann von allen Mitarbeitern in gleicher Form durchgeführt werden (▣ Abb. 5.5).

❯ **Pflegerische Maßnahmen, die während der Betreuung erforderlich werden, müssen vom Begleiter ebenfalls entsprechend der Pflegeplanung durchgeführt werden. Begleiter sollten sich hierzu von der Pflegefachkraft anleiten lassen!**

Der Pflegebericht

Der Pflegebericht (auch Berichteblatt genannt) wird von allen an der Pflege und Versorgung Beteiligten geführt. In ihm wird soviel wie nötig, jedoch so wenig wie möglich dokumentiert. Die Eintragungen sind grundsätzlich knapp, aber präzise zu formulieren.

Je gefahrenträchtiger eine Situation ist, desto höher ist der Detaillierungsgrad der Dokumentation.

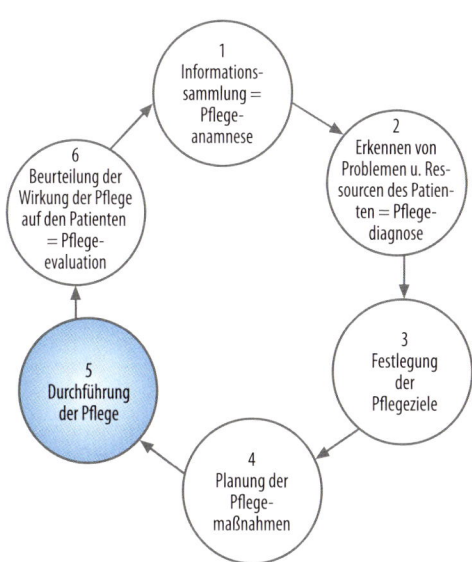

▣ **Abb. 5.5** Phase 5: Durchführung der Pflege

Der Pflegebericht ist der
Spiegel der durchgeführten
Pflege und Betreuung.

■ **Funktionen des Pflegeberichts**

Die Pflegeplanung selbst gibt keine Auskunft über die Wirkung der Pflegeinterventionen und das Befinden der Pflegebedürftigen. Diese Informationen sind jedoch unumgänglich, um qualifizierte Pflege zu leisten. Die Beurteilung erfolgt täglich und wird im Pflegebericht dokumentiert.

Ziele des Pflegeberichts:

1. Pflege evaluieren: Wurden die Ziele erreicht?
2. Den Verlauf darstellen: Hat sich der Zustand verbessert, verschlechtert?
3. Probleme aufzeigen: Sind neue Probleme dazugekommen bzw. nicht mehr vorhanden?
4. Aktuelle Verfassung und Empfinden des Pflegebedürftige darstellen: Wie toleriert er die Pflege, Betreuung und Therapie?

Aufgabe des Demenzbegleiters
ist die zeitnahe Dokumentation
von Besonderheiten im Pflegebericht.

■ **Dokumentation im Pflegebericht**

Der Pflegebericht enthält folgende Angaben:

– Veränderungen
– Befindlichkeiten
– Reaktionen auf pflegerische Maßnahmen
– Abweichungen von den geplanten Maßnahmen
– Aktuelle Ereignisse, wie z. B. Stürze
– Physische und psychische Befindlichkeiten, wie Schmerzen, Freude, Angst

5.1.6 Evaluation (Bewertung)

Mit Phase 6 beginnt die Auswertung und Überprüfung der durchgeführten Pflege. Sie ist der Rückkopplungsmechanismus des Regelkreises Pflegeprozess und somit der entscheidende Schritt zur Auslösung eines neuen Prozesses (◘ Abb. 5.6).

Da der Pflegeprozess nun wieder beim ersten Schritt beginnt, müssen bei der Evaluation alle Schritte neu bearbeitet werden, d. h., die Pflegeanamnese, die Probleme und Ressourcen, die Zielformulierung, die Maßnahmenplanung und die Durchführung der Pflege werden bewertet.

Die Bewertung der Pflege findet
auch im Verlauf des Pflegeprozesses bei allen Pflegehandlungen
statt (▶ siehe Pflegebericht)

Praxistipp

Der Pflegeprozess liefert wichtige Informationen (z. B. zu Alterserkrankungen, ▶ Kap. 4) für die Betreuung. Der Demenzbegleiter sollte sich in die gesamte Pflegeprozessplanung und die Pflegedokumentation der Einrichtung einführen lassen und abstimmen, wo er seine Eintragungen vornehmen kann.

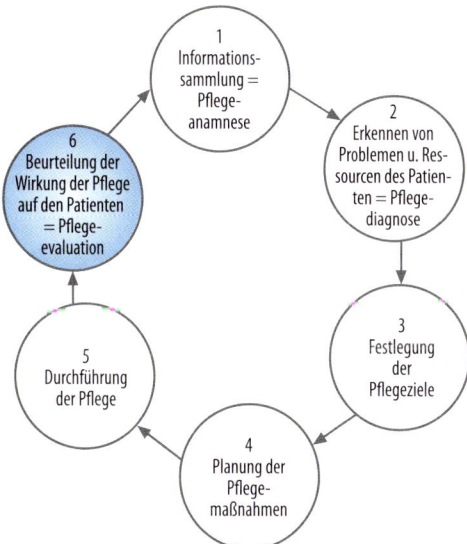

Abb. 5.6 Phase 6: Evaluation (Beurteilung)

5.2 Pflegedokumentation

Die **Pflegedokumentation** ist der entscheidende Faktor zum Nachweis einer korrekten, gewissenhaften, sach- und fachgerechten Pflege unter Berücksichtigung der aktuellen wissenschaftlichen Erkenntnisse und der Aktivierung des Pflegebedürftigen. Sie bietet somit ein hohes Maß an Rechtssicherheit, wenn sie regelmäßig und ordnungsgemäß geführt wird.

5.2.1 Aufbau der Pflegedokumentation

In der Pflegedokumentation gibt es Standardformulare, die für jeden Pflegebedürftigen geführt werden müssen, und Sonderformulare, die nur bei Bedarf benötigt werden.

Standardformulare:
- Stammblatt
- Pflegeanamnese
- Risikoassessment (z. B. Einschätzungsinstrumente für Sturz- und Dekubitusrisiko, Mangelernährung)
- Biografie
- Pflegeplanung
  - Problembeschreibung und Fähigkeiten
  - Ziele
  - Geplante Maßnahmen
  - Evaluation
  - Pflegebericht

— Leistungsnachweise/Durchführungsnachweis
— Anordnungsformular
— Überleitungsbogen

Sonderformulare:
— Überwachungs- oder Vitalzeichenformular
— Lagerungsplan mit Lagerungsprotokoll
— Ernährungsplan mit Ernährungsprotokoll
— Flüssigkeitsplan mit Trinkprotokoll oder Bilanzierungsbogen
— Miktionsprotokoll
— Wunddokumentation
— Schmerzanamnese mit Schmerzverlaufskontrolle
— Dokumentation der Freiheitsentziehung
— Beratungsformular
— Betreuungsprotokoll (▶ Anhang 3)

5.2.2 Inhaltliche Kriterien

Die Eintragungen sollen für alle an der Pflege, Betreuung, Versorgung und Behandlung Beteiligten verständlich sein. Dabei wird eine allgemein anerkannte pflegerisch-medizinische Terminologie verwendet.

Prinzipien der Eintragungen:
— Verständlichkeit
— Vollständigkeit
— Kontinuierliche Dokumentation
— Orientierung am Pflegeprozess bzw. am Betreuungsplan
— Wertneutralität
— Konkrete Formulierung

Aussagen des Pflegebedürftigen werden ggf. als Zitat dokumentiert. Auf Interpretationen und Bewertungen bei seinen subjektiven Angaben sollte verzichtet werden.

5.2.3 Formale Kriterien

Die Dokumentation in Pflegeplanung und Pflegebericht bei Papierdokumentation muss »dokumentenecht«, das heißt mit Tinte/Kugelschreiber (keine Filzstifte) erfolgen.

Prinzipien der Dokumentation:
— Lesbarkeit
— Übersichtlichkeit
— Mit Datierung und Signierung (Handzeichen) versehen
— Ohne Leerzeilen

Dokumentenecht bedeutet, dass Folgendes verboten ist:

- Tipp-Ex® verwenden
- Mit Bleistift schreiben
- Geschriebenes überkleben, ausradieren oder unleserlich machen

Falls man sich verschrieben hat, gilt, Korrekturen müssen so vorgenommen werden, dass das Original noch leserlich bleibt, d. h., Eintragung waagerecht durchstreichen, Korrektur mit Handzeichen und Zeitpunkt vornehmen.

Wurde ein Eintrag vergessen, dann gilt: Eintrag am folgenden Tag nachholen und den Eintrag als Nachtrag kennzeichnen.

5.3 Grundkenntnisse der Pflege

Das Leben eines Menschen vollzieht sich in verschiedenen Lebensphasen: Kindheit, Jugend, Erwachsenenalter, höheres Alter. Der Mensch ist in den jeweiligen Phasen bestrebt, unter den jeweils vorherrschenden Lebenslagen und je nach Selbstständigkeit (bzw. Grad der Abhängigkeit) bestimmte, wiederkehrende Tätigkeiten (Lebensaktivitäten) auszuführen. Menschen mit Demenz verlieren im Verlauf der Erkrankung zunehmend die Fähigkeit, sich selbst zu versorgen – ihre Lebensaktivitäten selbst auszuführen. Professionelle Pflege richtet hierauf ihr Augenmerk.

5.3.1 Aktivierende Pflege

> ❯ Unter aktivierender Pflege versteht man die Einbeziehung der vorhandenen Fähigkeiten eines Menschen zur Durchführung seiner einzelnen Lebensaktivitäten.

Der Grundgedanke der aktivierenden Pflege ist, den pflegebedürftigen Menschen ein selbstständiges und selbstbestimmtes Leben zu ermöglichen und sie so mit Hilfen zu versorgen, dass sie den größtmöglichen Einfluss auf die Gestaltung ihres Lebens ausüben können. Ziel ist es, eine weitgehende Unabhängigkeit von der Pflegeperson zu erreichen.

Die vorhandenen Selbstversorgungsfähigkeiten sollen erhalten bleiben.

Ziele der aktivierenden Pflege:

- Seelisches Wohlbefinden des Pflegebedürftigen erhalten, indem sein Selbstwertgefühl gestärkt und Sicherheit vermittelt wird
- Selbstvertrauen in die eigenen Fähigkeiten und Möglichkeiten erhöhen
- Fein- und Grobmotorik durch regelmäßiges Ausüben von Handgriffen und zusätzlich durch gezielte Übungen fördern
- Sinnliche Wahrnehmung (die im Alter nachlässt) von Nase, Ohren, Mund, Haut und Augen auf diese Weise stimulieren
- Geistige Fähigkeiten erhalten und aktivieren

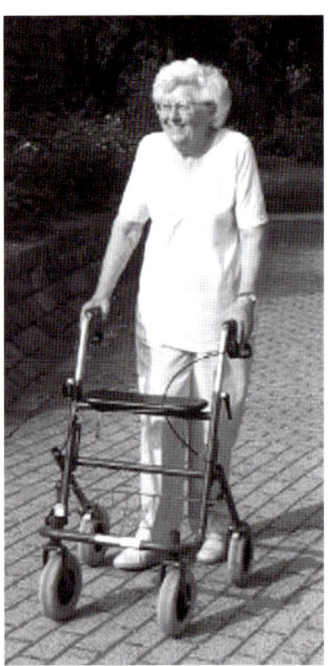

◘ Abb. 5.7 Gehen mit Rollator

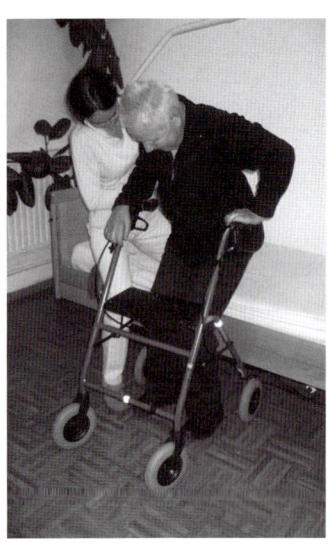

◘ Abb. 5.8 Aufstehen aus dem Bett mit Hilfe

5.3.2 Grade der Selbstständigkeit

Der Grad der Selbstständigkeit ist entscheidend für fördernd-rehabilitative und pflegerische Aktivitäten, um einzelne Fähigkeiten gezielt zu erhalten, und solche, die verloren gegangen sind, wenn möglich zu reaktivieren. Die Fähigkeiten sind in jedem Bereich der Lebensaktivitäten nach den Graden gegliedert.

Grade der Selbstständigkeit:
- Selbstständig
- Bedingt selbstständig
- Teilweise unselbstständig
- Unselbstständig

Der Selbstständigkeitsgrad wird in der Pflegeanamnese erfasst und der Hilfebedarf ermittelt.

Selbstständigkeit

Ein Mensch ist selbstständig, wenn er alle (oder einzelne) Lebensaktivitäten uneingeschränkt leben kann (z. B. der Mensch sich bewegen kann, seine Kommunikation uneingeschränkt möglich ist, er adäquat auf äußere Bedingungen und deren Veränderungen reagieren kann).

Bedingte Selbstständigkeit

Von bedingt selbstständig ist auszugehen, sobald eine Einschränkung vorliegt, die jedoch aus eigener Kraft bewältigt werden kann, z. B. wenn Bewegung zwar erschwert, unsicher oder verlangsamt möglich ist oder durch den Einsatz eines Hilfsmittels (z. B. **Rollator** oder Gehhilfen) selbstständig erfolgen kann (◘ Abb. 5.7).

Teilweise Unselbstständigkeit

Teilweise Unselbstständigkeit liegt vor, wenn für eine Lebensaktivität zeit- oder teilweise eine personelle Hilfe notwendig ist. Dies ist z. B. der Fall, wenn für das Aufstehen aus dem Bett (ggf. neben Hilfsmitteln) Hilfe benötigt wird (◘ Abb. 5.8).

Unselbstständigkeit

Als unselbstständig ist eine Person anzusehen, die ständig personeller Hilfe bedarf. Dies ist beispielsweise der Fall, wenn jemand nicht mehr gehen kann (◘ Abb. 5.9).

5.3.3 Der Hilfebedarf

Pflegerischer Hilfebedarf wird dann erforderlich, wenn der Mensch Probleme bezüglich seiner Lebensaktivitäten nicht selbstständig lösen, bewältigen oder lindern kann. Der Hilfebedarf dabei ist individuell sehr unterschiedlich. Er wird im Rahmen der Pflegeplanung erfasst, Formen der Hilfe (Anleitung, Beaufsichtigung, Unterstützung, teilweise Übernahme, volle Übernahme) werden bei den Maßnahmen geplant.

Pflegerische Hilfeleistungen:

- Für den pflegebedürftigen Menschen handeln (teilweise oder volle Übernahme von Lebensaktivitäten)
- Ihn führen und leiten
- Für eine Umgebung sorgen, die einer positiven Entwicklung förderlich ist
- Ihn unterstützen
- Den pflegebedürftigen Menschen und/oder seine Bezugspersonen anleiten, beraten, unterrichten und fördern

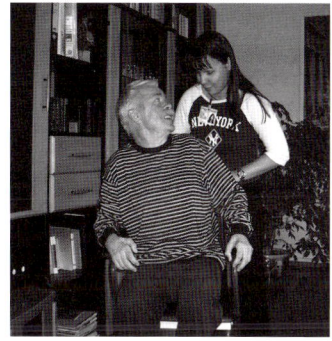

■ **Abb. 5.9** Bewegung nur mit personeller Hilfe

5.4 AEDL-Strukturierungsmodell

Professionell Pflegende richten ihr Handeln nach den Kriterien bestimmter Pflegetheorien aus. Alle Pflegemodelle sehen den Menschen in seiner Ganzheitlichkeit mit seinen Ressourcen und Problemen jeweils in Abhängigkeit von seiner Umwelt. Das in der Altenpflege häufig verwendete Modell, ist das von Professorin Monika Krohwinkel entwickelte Modell der fördernden Prozesspflege, bei dem die individuelle Lebensgeschichte sowie die Förderung von Fähigkeiten des Menschen im Mittelpunkt stehen. Es bietet eine Struktur zur Erfassung der Lebensaktivitäten und -gewohnheiten eines Menschen, die 13 Aktivitäten und existenziellen Erfahrungen des Lebens (AEDL):

> **Übersicht AEDL nach Krohwinkel**
>
> 1. Kommunizieren
> 2. Sich bewegen
> 3. Vitale Funktionen des Lebens aufrechterhalten
> 4. Sich pflegen
> 5. Essen und Trinken
> 6. Ausscheiden
> 7. Sich kleiden
> 8. Ruhen und Schlafen
> 9. Sich beschäftigen
> 10. Sich als Mann oder Frau fühlen und verhalten
> 11. Für eine sichere Umgebung sorgen
> 12. Soziale Bereiche des Lebens sichern
> 13. Mit existenziellen Erfahrungen des Lebens umgehen

Im Folgenden werden zu den einzelnen AEDL pflegerische Maßnahmen beschrieben, die im Rahmen der Betreuung von Bedeutung sind und neben der Pflege auch vom Begleiter ausgeführt werden sollten.

5.4.1 Kommunizieren

Sprechstörungen können ein erster Hinweis auf die Krankheit Demenz sein.

Kapitel 3 »Umgang mit dementen Menschen« beschreibt ausführlich Grundregeln der Interaktion mit wichtigen Verhaltensweisen bei Menschen mit Demenz in Zusammenhang mit verbaler und nonverbaler Kommunikation sowie bei Kommunikationsstörungen.

Daneben gibt es den Bereich der Sinneswahrnehmung, wie das Hören, das Sehen, das Fühlen, das Schmecken, das Riechen oder das Tasten. Diese Bereiche können aufgrund physischer oder psychischer Erkrankungen eingeschränkt sein.

Maßnahmen, die das Kommunizieren ermöglichen:
- Überprüfung der Funktionsfähigkeit und der Einsatz der Hilfsmittel, wie z. B.:
  - Brille (eine saubere und funktionstüchtige Brille ist auch für die Sturzprophylaxe wichtig)
  - Hörgeräte (ein funktionstüchtiges Hörgerät ist auch für die Sturzprophylaxe wichtig)
  - Zahnprothesen
- Grundregeln bei Schwerhörigkeit, wie z. B.:
  - Blickkontakt halten
  - Langsam, deutlich und ruhig sprechen
  - Nicht schreien, da der Demenzkranke dann eher erschrickt
  - Für ausführliche Beleuchtung zum Lippenlesen sorgen
  - Nebengeräusche reduzieren (z. B. Radio ausschalten)
  - Satz oder Begriff umschreiben, wenn er nicht verstanden wurde
- Ggf. Körpersignale, Zeichen und Symbole, Gesten oder Gebärden, Kommunikationshilfen verwenden; notwendig bei Menschen mit unzureichender Lautsprache (z. B. **Aphasie** nach Schlaganfall, bei tauben oder taubstummen Menschen)

Praxistipp

Hilfreich im Zusammenhang mit der Betreuung ist das Erstellen eines Sinnestestaments. Fragen, wenn möglich, an die Angehörigen:

- Was hat der Demenzkranke gerne gesehen, gehört, gerochen, geschmeckt, getastet?
- Mehr zu Sinnesreizen ▶ Kap. 6

5.4.2 Sich bewegen

Bewegung fördert das Denken und verringert Anspannung.

Die Bewegungsmuster bei Menschen mit Demenz sind unterschiedlich. Entweder sitzen sie lange Zeit auf einem Platz oder sie wandern ruhelos umher. Beschäftigungsmöglichkeiten können zum Ausgleich von Bewegungslosigkeit bzw. des Bewegungsdranges führen. Diese sind in ▶ Kapitel 6 ausführlich beschrieben.

Bewegungsförderung ist gleichzeitig eine Prophylaxe für die Entstehung von Gelenkversteifungen, sogenannten Kontrakturen, und für das Wundliegen, also den Dekubitus. Im Bedarfsfall wird der Demenzbegleiter von anderen Berufsgruppen über ein Risiko informiert und für Maßnahmen während der Beschäftigung angeleitet.

Die Bewegungsfähigkeit eines Menschen mit Demenz ist erst in der letzten Phase der Erkrankung zunehmend eingeschränkt. Dies gilt natürlich nicht, wenn er zusätzlich an einer Erkrankung, die seine Bewegung einschränkt (wie z. B. Schlaganfall, Arthrose, ▶ Kap. 4), leidet.

Zunächst kann es zu Koordinierungs- und Gleichgewichtsproblemen beim Gehen kommen, später gelingt die **Bewegungskoordination** beim Gehen, Sitzen und Stehen nicht mehr. Sobald Menschen nur noch eingeschränkt in der Lage sind, sich selbst zu bewegen, müssen sie bei folgenden Aktivitäten unterstützt werden:

- Beim Gehen und Stehen
- Beim Aufstehen und Hinsetzen
- Beim Positionieren im Bett

Unterstützung beim Gehen

- Der Begleiter steht leicht hinter dem Pflegebedürftigen (bei halbseitig gelähmten Menschen auf der gelähmten Seite).
- Er stützt mit seinem Becken das Becken des Pflegebedürftigen.
- Eine Hand legt er auf der gegenüberliegenden Seite auf Beckenhöhe an den Rücken des Pflegebedürftigen.
- Mit den Fingern der andern Hand fasst er in die Handfläche des näheren Armes.

Unterstützung beim Aufstehen und Hinsetzen

Die Unterstützung kann je nach Erkrankung sehr unterschiedlich erfolgen (z. B. nach **Kinästhetik**, nach Bobath, als leichte Unterstützung oder als volle Übernahme der Aktivität). Im Rahmen der Begleitung kann hierzu immer wieder Unterstützung notwendig werden (z. B. wenn der Betreute zur Toilette gehen muss).

Praxistipp

Der Betreuer sollte sich von der Pflegefachkraft bei allen bewegungseingeschränkten Menschen, die er betreut, anleiten lassen, welche Hilfsmittel notwendig sind (Gehstock, Rollator, Rollstuhl) und wie er die Unterstützung beim Aufstehen und Hinsetzen vorzunehmen hat (◘ Abb. 5.10).

Positionieren im Bett

Gerade bei der Einzelbetreuung sollte der Pflegebedürftige sich in einer Position befinden, die ihm eine Beteiligung möglich macht. Zum Lesen oder Spielen, Bilder anschauen oder, wie in ◘ Abb. 5.11 zu sehen

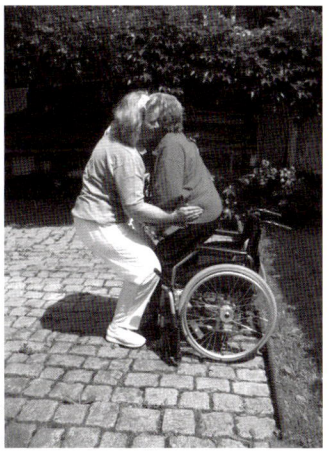

◘ **Abb. 5.10** Unterstützung beim Setzen

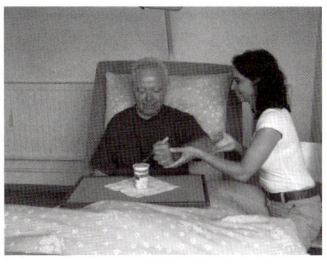

◘ **Abb. 5.11** Oberkörperhochpositionierung

ist, zur Nahrungsaufnahme, ist die **Oberkörperhochpositionierung** geeignet.

Zu beachten ist, dass der Betreute nicht Richtung Fußende rutscht. Die Position wird dann schnell unangenehm und eine Beteiligung erschwert.

Sturzprophylaxe

Wie in ▶ Kapitel 9 beschrieben, ist das Sturzrisiko im Alter erhöht. Die Ursachen dafür sind vielfältig. Auch der Begleiter hat bei allen Aktivitäten sturzprophylaktische Maßnahmen zu beachten.

Sturzprophylaktische Maßnahmen im Bereich der Bewegung:
- Geeignetes Schuhwerk, geschlossen und rutschfest (ggf. rutschfeste Socken mit Antirutschnoppen)
- Geeignete Gehhilfen (z. B. Rollator)
- Begleitung bei Gangunsicherheit und nachlassender Kraft (Unterstützung beim Gehen ▶ oben)

5.4.3   Vitale Funktionen des Lebens aufrechterhalten

Zu den Vitalfunktionen gehören die Funktionen der lebenswichtigen Organe Gehirn, Herz, Lunge und Nieren. Unter den vitalen Funktionen sind in diesem Zusammenhang die Atmung, die Kreislauf- und Wärmeregulation zu verstehen, deren Aufrechterhaltung durch ausreichende Bewegung an der frischen Luft (Spaziergänge) unterstützt wird. Probleme liegen vor, wenn die Aufrechterhaltung der Vitalfunktionen Beschwerden bereitet, wie dies z. B. bei rascher Ermüdung der Fall sein kann (z. B. bei Herz-Kreislauf-Erkrankungen, ▶ Kap. 4).

> ❯ **Einschränkungen in den vitalen Funktionen müssen bei jeder Planung von Beschäftigung berücksichtigt werden, um eine Überlastung zu vermeiden.**

5.4.4   Sich pflegen

Gepflegte Haut lädt ein, berührt zu werden.

Sich pflegen ist Ausdruck einer individuellen Körperhygiene. Um die Körperpflege durchführen zu können, sind geistige und körperliche Fähigkeit notwendig.

Zu dieser Lebensaktivität gehören:
- Sich waschen, duschen, baden
- Die Haut, die Nägel und den Intimbereich pflegen
- Sich rasieren, frisieren
- Die Zähne putzen

Traditionen, kulturelle und gesellschaftliche Bedingungen (gut riechen) bestimmen die jeweiligen Anforderungen, die Menschen an ihr »Äußeres« stellen. Dazu zählt auch beispielsweise:

- Sich vor dem Kochen oder nach dem Toilettengang die Hände zu waschen
- Sich nach dem Essen die Zähne zu putzen
- Sich vor dem Spaziergang/Einkauf zu frisieren

Diese Gewohnheiten sind oft früh erlernt und verinnerlicht. Auch wenn der Demenzkranke sie nicht mehr äußern oder planen kann, wird er durch sie geleitet. Oft ist die **visuell**-räumliche Bewegungskoordination dieser einfachen Aktivitäten nicht mehr oder nur zum Teil möglich. Der Begleiter kann in diesem Bereich unterstützen, wenn er die Aktivität Schritt für Schritt vormacht (1. Wasser anstellen, 2. Hände nässen, 3. einseifen, 4. Hände unter dem Wasserstrahl abwaschen, 5. Hände trocknen).

5.4.5 Essen und Trinken

Das gesamte Lebensgefühl eines Menschen wird durch eine wohlschmeckende und schön angerichtete Mahlzeit in einer angenehmen Umgebung positiv beeinflusst. Wie wichtig eine ausgewogene Ernährung für die Versorgung des Körpers mit lebenswichtiger Energie ist, wird in ▶ Kap. 7 erläutert. Bei Menschen mit Demenz bestehen besondere Ernährungsprobleme. Schon in der Frühphase der Erkrankung kann es zu ungewollten Gewichtsverlusten kommen. Durch die Unruhe, ständige Bewegung und auch durch Stress steigt der Grundumsatz an und der Demenzkranke benötigt eine hohe Kalorienzufuhr (weitere Ursachen ▶ Kap. 7).

Im Rahmen der Pflegeplanung wird deswegen für jeden Demenzkranken ein individueller Ernährungs- und Flüssigkeitsplan für eine ausreichende Energie-, Nährstoff- und Flüssigkeitszufuhr erstellt (Berechnung des Energiebedarfs ▶ Kap. 7).

Kapitel 6 beschreibt, welche Vorteile das gemeinsame Kochen für die Betroffenen bietet und zeigt Beispiele für die Umsetzung auf. Kapitel 8 behandelt, was beim Einkauf von Lebensmitteln zu beachten ist. Im Folgenden werden weitere Maßnahmen beschrieben, die bei der Nahrungsaufnahme zu beachten sind.

- **Förderung der Wahrnehmung und Orientierung**
- Deutliche Kontraste zwischen Tischdecke, Teller und Speisen
- Bestandteile der Mahlzeit nacheinander (nur einen Gang auf einmal)
- Servietten als solche verwenden, nicht als »Lätzchen«

Eine übersichtliche Tischgestaltung erleichtert die Orientierung

- **Umgang mit Kau- und Schluckproblemen**
- Überprüfung, ob die Zahnprothese richtig sitzt
- Nahrung, wenn nötig, vor den Augen des Pflegebedürftigen zerkleinern

— Weitgehend auf pürierte, breiartige Kost verzichten; sie fördert nicht den Appetit und ist auch lange nicht nötig; harte Teile (z. B. Brotrinde) lieber abschneiden

— Wenn weiche, pürierte Speisen notwendig werden, dann sollen sie keine harten Anteile haben (feste Bestandteile werden dann oftmals aussortiert)

■ **Essen anreichen**

Beim Essenreichen ist zu beachten, dass der Mund eines Menschen zu den intimen Körperbereichen gehört.

— Den Teller vor den Demenzkranken platzieren (ansonsten kann es ihn verwirren, wenn der Teller, von dem er essen soll, beim Begleiter steht)

— Nahrung im Sitzen anreichen, sich möglichst neben ihn und nicht vor ihn setzen

— Eher mit dem Löffel als mit der Gabel anreichen (u. U. glauben Betroffene, dass sie erstochen werden)

— Anreichen der Nahrung im Bett in aufrechter Körperhaltung (Oberkörperhochpositionierung)

— Blickkontakt herstellen, denn Reihenfolge und Tempo der Essenseingabe soll der Pflegebedürftige steuern

— Immer wieder zum Selbstessen und -trinken anregen (evtl. durch Einsatz entsprechender Hilfsmittel wie Tellerranderhöhung, Becher mit Nasenausschnitt, Spezialbesteck, Strohhalme)

❯ **Die Menge der Nahrungs- und Flüssigkeitszufuhr muss vom Begleiter protokolliert werden.**

Schluckstörungen (Dysphagie)

»Sich verschlucken« oder Räuspern können Anzeichen für eine Schluckstörung sein.
Die gefährlichste Folge der **Dysphagie** ist die **Aspiration**.

Die körperlichen Veränderungen führen im Rahmen der Krankheit Demenz häufig dazu, dass der Betroffene nicht mehr richtig sprechen und nicht mehr richtig schlucken kann. Die gesundheitlichen Folgen der Schluckstörung können gravierend sein. Neben der mehrfach beschriebenen Mangelernährung droht u. U. eine Aspirations-**pneumonie** (Lungenentzündung aufgrund von Verschlucken z. B. von Speisen).

■ **Essregeln bei Schluckstörungen**

— Der Betroffene muss eine aufrechte Sitzposition einnehmen (gute Sitz- und Kopfhaltung).

— Ablenkungsreize, wie z. B. Fernseher oder Radio, sollten abgestellt und für eine ruhige entspannte Atmosphäre gesorgt werden (Umgebung so reizarm wie möglich).

— Nicht mit dem Demenzkranken während der Nahrungsaufnahme sprechen.

— Nur kleine Bissen und Schlucke eingeben (oder selbst essen lassen).

— Gut kauen lassen, auf Mundschluss beim Kauen achten.

— Der Mund muss leer sein, bevor eine neue Portion eingenommen wird, zwischendurch Pausen einlegen.

- Flüssigkeit andicken (z. B. mit Schmelzflocken, oder mit dafür vorgesehenen Präparaten).
- Nach jeder Mahlzeit muss eine Mundpflege durchgeführt werden.

> Nach der Nahrungsaufnahme sollte der Betroffene möglichst 20 Minuten aufrecht sitzen bleiben, damit auch die letzten Essensreste geschluckt werden oder Reste in der Speiseröhre nicht in die Luftröhre gelangen.

5.4.6 Ausscheiden

Ausscheiden gehört in unserem Kulturkreis zu den intimsten Aktivitäten. Deshalb hat gerade bei dieser Lebensaktivität die Unabhängigkeit einen besonderen Stellenwert. Bei einer Demenzerkrankung können viele Faktoren den Toilettengang erschweren.

Faktoren, die den Toilettengang erschweren:

- Der Betroffene findet die Toilette nicht.
- Er vergisst, die Kleidung herunter zu ziehen oder kann es nicht mehr.
- Er benutzt u. U. ungeeignete Plätze zur Ausscheidung, weil er diese mit der Toilette verwechselt.

- **Harndrang erkennen**
- Vorübergehend über die Ausscheidungen des Betroffenen Buch führen (Miktionsprotokoll), ggf. lassen sich »Regelmäßigkeiten« erkennen; nässt er z. B. immer eine halbe Stunde nach der Einnahme eines Getränkes ein, kann dies verhindert werden, wenn man ihn kurz davor zur Toilette führt
- Auf eindeutige Signale des Demenzkranken achten, wie z. B. Unruhe, an den Kleidern nesteln

Harninkontinenz

Mit einer Demenz tritt häufig auch eine Harninkontinenz auf. Diese ist nicht immer eine Blasenschwäche, sondern kann auch eine Nebenwirkung der Medikamente (Acetylcholinesterase-Hemmer) bei der Alzheimer-Demenz sein. Im Spätstadium sind fast 80% der Demenzkranken harninkontinent. Der Harninkontinenz kann man entgegenwirken, wenn die Fitness des Betroffenen gesteigert und die Beweglichkeit verbessert wird.

Weitere Hilfsmaßnahmen:

- Toilettengänge immer mit gleichbleibenden Ereignissen verbinden (z. B. nach den Mahlzeiten, vor den Ruhezeiten)
- Begleitung zur Toilette (Demenzkranke können nicht immer darum bitten)
- Gute Beleuchtung
- Leicht zu öffnende Kleidungstücke (z. B. Ersetzen von Knöpfen durch Klettverschluss)

Hinter der Unruhe eines Demenzkranken kann sich Harn- und Stuhldrang verbergen

— Piktogramm an der Toilette
— Abends keine harntreibenden Getränke, wie z. B. Bier (der nächtliche Harndrang ist ein Weckreiz)

5.4.7 Sich kleiden

Mit Eintreten der Demenzerkrankung nimmt nicht nur die Bereitschaft, sondern auch die Fähigkeit ab, bestimmte Alltagsverrichtungen selbstständig durchzuführen.

Häufig auftretende Schwierigkeiten:
— Kleidung auswählen
— Kleidung bei Verschmutzung wechseln
— Sich der Jahreszeit entsprechend kleiden

Unterstützende Maßnahmen:
— Kleidungstücke so bereit legen, dass das Anziehen nicht nur leichter fällt (z. B. der Reihenfolge nach erst Unterhose, dann Hose), sondern auch selbstständig durchgeführt werden kann
— Bekannte Kleidungstücke verwenden, neue Kleidungstücke können die Verwirrung steigern
— Gewohnte (Un-)Ordnung belassen (z. B. im Kleiderschrank)
— Verschmutzte Kleidung diskret entfernen

❯ **Alle verbliebenen Fähigkeiten sollen durch ständiges Aktivieren und Wiederholen erhalten oder aufgebaut werden.**

5.4.8 Ruhen und Schlafen

Viele Demenzkranke haben Schlafstörungen. Mit einbrechender Dämmerung werden sie zunehmend unruhig, wenn sich das Wahrnehmungsvermögen verschlechtert. Sie legen sich früh zu Bett, ohne sofort einzuschlafen. Der Schlaf ist meist nur flach, als Folge davon werden sie nachts öfter wach und irren herum (Tiefschlafphase wird oft nicht mehr erreicht). Manchmal kehrt sich der Schlaf-Wach-Rhythmus ganz um und die Demenzkranken können zwischen Tag und Nacht gar nicht mehr unterscheiden.

❯ **Nächtliches Herumirren kann zu Unfällen und Verletzungen führen.**

Ein nächtlicher Imbiss kann die Unruhe (z. B. aufgrund von Blutzuckerabfall) lindern, Fingerfood eignet sich dazu besonders gut

Nicht alle tagaktiven Menschen mit Demenz schlafen deswegen nachts besser, nicht alle Demenzkranke, die tagsüber viel dösen, liegen nachts wach. Deswegen ist es wichtig, die individuellen Schlaf- und Wachmuster herauszufinden.

Maßnahmen, um das nächtliche Herumlaufen zu verhindern oder zu reduzieren:
— Morgens Tageskleidung anlegen (Unterscheidung zwischen Tag- und Nachtkleidung)

- Den Tagesablauf klar strukturieren (z. B. feste Essenszeiten)
- Spaziergänge am Nachmittag
- Aufenthalt in hellen Räumen tagsüber, helle Beleuchtung bei Dämmerung, Dunkelheit bei Nacht
- Ggf. Wärmeanwendungen (z. B. ein warmes Bad)
- Frühere Schlafrituale in Erfahrung bringen (Biografiearbeit)

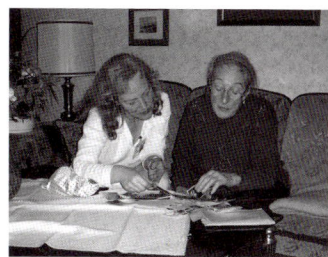

Abb. 5.12 Erinnerungspflege: Gemeinsam Bilder ansehen

5.4.9   Sich beschäftigen

▶ Kapitel 6 »Betreuung« (◨ Abb. 5.12)

5.4.10   Sich als Mann oder Frau fühlen

Die Geschlechterrolle des Menschen ist ein wesentliches Merkmal seiner Persönlichkeit. Fraulichkeit und Männlichkeit drücken sich nicht nur im körperlichen Erscheinungsbild, sondern auch durch Unterschiede im Denken, Fühlen und Handeln aus. Wie ein Mann sich als Mann oder eine Frau sich als Frau fühlt und gibt bzw. seine/ihre Geschlechterrolle ausdrückt, findet sich in:
- vielen Formen des Verhaltens,
- der Beziehungsaufnahme und
- der Gestaltung von sozialen Beziehungen.

Pflegerisch unterstützen kann man Menschen mit Demenz, wenn man ihnen dabei hilft, sich geschlechtsspezifisch zu kleiden und zu pflegen.

> Wer äußerlich attraktiv und gepflegt erscheint, dem schreibt die Umwelt weitere positive Eigenschaften zu.

Pflegerische Unterstützungsmaßnahmen:
- Unterstützung bei der Rasur, Anwendung von Rasierwasser, beim Krawatte binden
- Unterstützung beim Frisieren, Schminken, Haare färben, Nägel lackieren, Anwendung von Parfüm
- Beachten von modischer Kleidung, Schmuck

Intimsphäre

Während vieler Pflegehandlungen (An-/Ausziehen, Hilfen bei Ausscheidungen, Waschen des Intimbereichs) dringen Pflegende in die Intimsphäre der Kranken ein, die üblichen Schwellen des Schamgefühls werden überschritten. Zunächst sollte darauf geachtet werden, dass diese Handlungen so lange wie möglich selbstständig durchgeführt werden können. Ist dies nicht mehr möglich, muss die Würde des Betroffenen gewahrt bleiben.

> Die Intimsphäre ist der Bereich des Menschen, der am meisten vor dem Eindringen anderer geschützt werden muss. Auf Verletzung der Intimsphäre wird mit Verlegenheit und Scham reagiert.

Maßnahmen zur Wahrung der Würde des Betroffenen:
- Vor Betreten des Zimmers anklopfen
- Bei Verrichtungen die Toilettentüren/Badtüren schließen
- In Mehrbettzimmern auf die Intimsphäre achten (z. B. Aus-/Umziehen im Bad)

- Nach der Zustimmung für die Pflegehandlung fragen
- Sachlich bei der Hilfe von Ausscheidungen bleiben (keine Babysprache wie »Pipi machen«)
- Intime Verrichtungen zügig durchführen

> **Wo immer es möglich ist, sollte dem Wunsch nach gleichgeschlechtlicher Pflege entsprochen werden.**

5.4.11 Für eine sichere Umgebung sorgen

Zu jeder Zeit sind Menschen bemüht, Bedrohung oder Gefahr zu vermeiden. Um ein ausreichendes Maß an Sicherheit zu erhalten, verhalten sie sich entsprechend. Sie führen zahlreiche Handlungen durch, die oft unbewusst geschehen, da es die alltäglichen Gewohnheiten sind, die Sicherheit vermitteln.

Alltägliche Verhaltensweisen, um die Sicherheit zu erhalten:
- Gefahrensituationen einschätzen
- Hilfe anfordern, wenn sie benötigt wird
- Allgemeine Orientierungs- und Entscheidungsfähigkeiten

Das Leben ist immer mit Risiken verbunden. Ein Maximum an Sicherheit kann nicht geboten werden. Das Risiko steigt, wenn man Menschen mit Demenz noch eigene Erlebens- und Aktivitätsräume erhalten möchte. Deswegen muss ein vernünftiger Kompromiss gefunden werden, bei dem einerseits möglichst viel Sicherheit geboten wird, andererseits dem Kranken viele Freiräume erhalten bleiben.

Bei Spannungen, Unsicherheit und Stress kommt es eher zu Unfällen. Alle Maßnahmen, die dem Wohlbefinden und der Ausgeglichenheit dienen, vermeiden gleichzeitig Gefährdungen.

Zusätzliche gefahrenvermeidende Maßnahmen:
- Sturzgefahren beseitigen (▶ Kap. 8 und 9)
- Verbrennungen verhindern (▶ Kap. 8 und 9)
- Problematische Dinge wegräumen oder verschließen (z. B. Streichhölzer, Zigaretten, zerbrechliche Gegenstände, Scheren, Giftpflanzen, Knöpfe, Klebespray, Blumendünger, ▶ Kap. 8)
- Weglaufen verhindern (Haustüre hinter einem Vorhang verstecken, Hut, Spazierstock entfernen, ▶ Kap. 10)
- Wiederauffinden erleichtern (Betroffenen mit wichtigen Kenndaten ausstatten, wie Schild oder Armband mit Name, Adresse, Telefonnummer, ▶ Kap. 10)

■ **Schmerz**

Der Schmerz ist eine subjektive Sinneswahrnehmung, der, wenn er akut auftritt, ein Warn- und Leitsignal ist. Seine Intensität kann von unangenehm bis unerträglich reichen und wird uns gerade im zweiten Fall auffordern, durch einen Arztbesuch der Ursache auf den Grund zu gehen. Ist der Schmerz chronisch, verliert er den Charakter des

Warnsignals. In diesem Fall wird er heute als eigenständiges Krankheitsbild (Chronisches Schmerzsyndrom) behandelt.

Menschen mit fortgeschrittener Demenz können oftmals nicht mehr angeben, dass sie große Schmerzen haben oder dass und wo ihnen etwas weh tut. Da sie sich nicht mehr richtig mitteilen können, erhalten sie häufig weniger Schmerzmittel als notwendig. Deswegen ist es für alle Personen, die an der Pflege und Betreuung von Menschen mit fortgeschrittener Demenz beteiligt sind, wichtig, mögliche Schmerzzustände auch indirekt zu erkennen.

Aufgabe der Pflege ist es, schon bei der Aufnahme mögliche Schmerzen zu ermitteln. Hierzu sollten auch Angehörige befragt werden, ob der Betroffene vor Eintritt der Demenzerkrankung an einer schmerzhaften Erkrankung (wie z. B. der Osteoporose) gelitten hat und ob er regelmäßig Schmerzmedikamente eingenommen hat. Auch muss im Verlauf der Pflege, auch nach begonnener Schmerztherapie, die Schmerzintensität beurteilt werden.

Im täglichen Umgang mit Demenzerkrankten kann man gerade auch während der Betreuung Hinweise auf Schmerzzustände bzw. Schmerzintensität erhalten. Wichtige Voraussetzung ist hier eine gute Wahrnehmung und Beobachtungsgabe des Demenzbegleiters. Rückschlüsse auf eine erhöhte Schmerzsymptomatik bei Demenzerkrankten kann man aus den Veränderungen in ihrem Verhalten ziehen.

Hinweise auf Schmerz:
- Abweichungen vom gewohnten Verhalten
- Veränderungen der Mimik
- Keine Teilnahme an gewohnten Aktivitäten

Bei Hinweisen auf Schmerzen kann die Situation mithilfe einer speziellen Skala genauer überprüft werden.

Das ZOPA Zurich Observation Pain Assessment beinhaltet 13 Items, die hier als Beispiel für eine mögliche Schmerzskala dargestellt werden.

ZOPA: Beobachtete Verhaltensmerkmale

Lautäußerungen
- Stöhnen/Klagen
- Brummen

Gesichtsausdruck
- Verzerrter/gequälter Gesichtsausdruck
- Starrer Blick
- Zähne zusammenpressen (Tubus beißen)
- Augen zusammenkneifen
- Tränenfluss

▼

Körpersprache
- Ruhelosigkeit
- Massieren oder Berühren eines Körperteils
- Angespannte Muskeln

Physiologische Indikatoren
- Änderungen in den Vitalzeichen:
  - Blutdruck/Puls
  - Atmung
- Veränderungen der Gesichtsfarbe
- Schwitzen/Röte

5.4.12 Soziale Bereiche des Lebens sichern

▶ Kapitel 6 »Betreuung«

5.4.13 Mit existenziellen Erfahrungen des Lebens umgehen

Ob existenzielle Erfahrungen belastend oder beglückend sind – immer berühren sie das Innerste eines Menschen.

Diese Lebensaktivität findet ihren Ausdruck in der Auseinandersetzung mit den Grenzfragen des Lebens, im Wunsch nach Zielen und Orientierung und in den Deutungsbemühungen des eigenen Daseins. Dabei berühren existenzielle Erfahrungen den Kern, die Existenz des Menschen. Erfahrungen sind nicht übertragbar und Auswirkungen nicht ableitbar, denn Erfahrungen macht jeder Mensch für sich alleine. Durch einschneidende Erlebnisse aber auch durch banale Alltagsereignisse können **existenzielle** Erfahrungen ausgelöst werden.

In der Begleitung und Pflege von Menschen ist die Biografie der Schlüssel zu ihrem Verstehen.

Die im Leben gesammelten Erfahrungen, die positive oder negative Auswirkungen hatten, wirken sich nicht nur auf das Erleben in ähnlichen Situationen aus, sondern sind wichtig für alle Situationen im Leben. Sie können die Zufriedenheit, das psychische Wohlbefinden und die körperliche Verfassung des Menschen beeinflussen. Durch das Einbeziehen von erworbenen Kenntnissen und Erfahrungen des bisherigen Lebens kann das Wohlbefinden und Selbstvertrauen des Menschen positiv beeinflusst werden.

Fördernde Erfahrungen, die Pflegepersonen und Begleiter gezielt verstärken sollten:
- Das Gefühl etwas darzustellen, anerkannt zu sein
- Die Möglichkeit, sich mitzuteilen und angehört zu werden
- Die Möglichkeit des Mitspracherechtes und der Mitentscheidung
- Das Erfahren von Zuverlässigkeit, Ehrlichkeit und Sicherheit
- Die Erfahrung, ein sinnvolles Dasein zu führen und sinnvolle Beschäftigungen ausüben zu können

– Die Möglichkeit, seine Gefühle zu zeigen und sich mit seiner Situation auseinander zu setzen, ohne dabei zurückgewiesen zu werden
– Das Gefühl, (unabhängig von Einschränkungen) als Mensch geachtet und respektiert zu werden

Glaube

Viele Menschen haben ihr Leben bewältigt, weil sie aus ihrer Religion Kraft geschöpft haben. Religiöse Bräuche, wie das Singen von Kirchenliedern oder der sonntägliche Kirchgang, sind für Gläubige wichtig. Die atmosphärische Kraft, die Ruhe und Feierlichkeit eines Gottesdienstes, die wohlvertrauten Rituale und die sinnlichen Erlebnismöglichkeiten (Kerzen, Musik, Weihrauch) genießen viele Demenzkranke sehr. Es ist sinnvoll, dies aus der Biografie in Erfahrung zu bringen.

5.5   Betreuungsdokumentation

Analog der Pflegeplanung wird auch für den Bereich Betreuung und Begleitung eine prozessorientierte Planung erstellt. Dabei werden Informationen gesammelt, Fähigkeiten und Probleme benannt, die durch die Demenzerkrankung beeinflusst sind, Ziele formuliert, Maßnahmen geplant, durchgeführt und evaluiert.

Die Betreuungsplanung kann Bestandteil der Pflegeplanung sein, in den meisten Einrichtungen werden jedoch separate Formulare verwendet, da die Maßnahmenplanung sich oft auf verschiedene AEDL bezieht.

> **❯ Der Demenzbegleiter muss genau wissen, welche Formulare bei der Papierdokumentation für die Betreuung vorgesehen sind bzw. welche Zugriffsrechte er für die EDV benötigt. Wenn zwei separate Planungen für die Bereiche Pflege und Betreuung vorhanden sind, muss sichergestellt werden, dass alle beteiligten Berufsgruppen über die gleichen Informationen verfügen.**

Informationen und kontinuierliche Beobachtung sind ein wichtiger Faktor für eine gelungene Pflege und Betreuung. Für die Informationsweitergabe sollten deshalb genaue Vorgaben definiert werden.

Möglicher Informationsaustausch:
– Übergaben
– Teamsitzung
– Fallbesprechung
– Blitzlicht-Besprechung
– Pflegevisite
– Qualitätszirkel

5.5.1 Aufbau der Dokumentation

Um einen umfassenden Prozess darzustellen, muss die Betreuungs-dokumentation folgende Punkte beinhalten:

Betreuungsdokumentation:
1. Betreuungsplanung
2. Evaluation
3. Leistungsnachweis
4. Betreuungsbericht

Ein Beispielformular für eine Betreuungsdokumentation beinhaltet
▶ Anhang 3.

5.5.2 Inhalte der Betreuungsdokumentation

Ähnlich wie bei der Pflegeplanung, stellt auch bei der Betreuungs-planung vor allem die Formulierung für viele Demenzbegleiter ein Problem dar.

Um geeignete Formulierungen zu finden, ist es hilfreich, sich die Funktionen des Gehirns ▶ Kap. 1 genauer zu betrachten. Dadurch werden Probleme und Ressourcen deutlicher.

> **Praxistipp**
>
> Erstellen Sie sich eine Liste oder ein Mind-Map mit den Aufgaben des Verstands ◘ Abb. 5.13.

Abhängig von diesen Funktionen können dann Fähigkeiten und Probleme identifiziert werden.

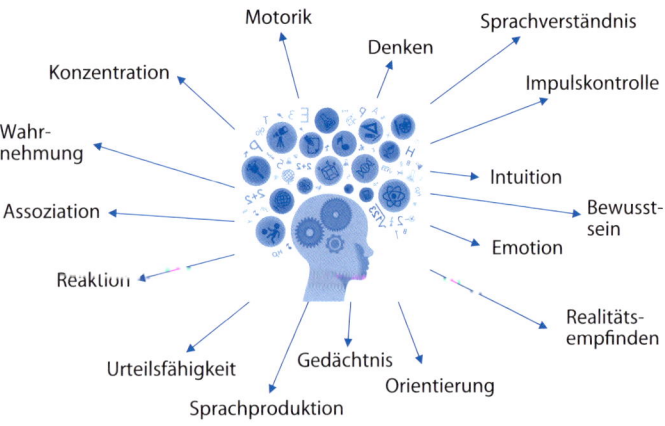

◘ **Abb. 5.13** Mind-Map. Funktionen des Gehirns

Es ist legitim, anstelle von Problemen ausschließlich vorhandene Ressourcen und Fähigkeiten zu beschreiben, mit dem Ziel, diese Fähigkeiten möglichst lange zu erhalten.

Um die inhaltlichen Aspekte der Betreuungsplanung zu veranschaulichen, werden in der folgenden Tabelle Beispiele für mögliche Probleme, Ressourcen, Ziele und Maßnahmen dargestellt (█ Tab. 5.1). In der vierten Spalte ist der geplante Zeitpunkt für die Überprüfung eingetragen. In der Betreuungsplanung selbst sollte an dieser Stelle das Ergebnis der Evaluation festgehalten werden.

❯ **Im Idealfall können Nah- und Fernziele unterschieden werden, wichtig ist es vor allem, zu überlegen, ob das formulierte Ziel realistisch war und mit den Wünschen und Bedürfnissen des Betroffenen übereinstimmt.**

█ **Tab. 5.1** Beispiele für Inhalte einer Betreuungsplanung

Ressource, Problem	Ziele	Maßnahmen	Evaluation
Langzeitgedächtnis ist intakt, Kurzzeitgedächtnis ist beeinträchtigt, Bewohner ist traurig, wenn er Defizite bemerkt	Nahziel: Ausgeglichene Stimmung durch positive Erinnerungen fördern Fernziel: Funktion des Langzeitgedächtnisses bewahren	Erinnerungsalbum erstellen/anschauen 1x/Woche Biografiearbeit 1x/Woche Kein Gedächtnistraining, da Bewohner dabei verzweifelt erscheint	Nach 6 Wochen
Orientierungsfähigkeit teilweise erhalten: Orientierung zur Person gegeben, situative und räumliche Orientierung zum Teil gegeben, findet sich im Haus zurecht, zeitliche Orientierung meistens nicht gegeben	Fernziel: Vorhandene Orientierungsfähigkeit so lange wie möglich erhalten Nahziel: Zeitliche Desorientierung akzeptieren	Persönliche Orientierungshilfen anbieten Bei Bedarf jederzeit Begleitung anbieten Bei Rückfrage jederzeit Informationen zur zeitlichen Orientierung anbieten	Nach 2 Wochen
Sprachproduktion erhalten, Sprachverständnis phasenweise beeinträchtigt, lange Antwortlatenzen	Fernziel: Sprachfähigkeit nach Möglichkeit erhalten	Teilnahme am Kaffeekränzchen 2x/Monat Einzelbetreuung täglich: Gespräche, Vorlesen	Nach 4 Wochen
Bewohner reagiert auf Gruppenkonflikte angespannt, meidet Situationen, in denen er mit mehreren Personen konfrontiert wird	Fernziel: Soziale Isolierung vermeiden Nahziel: Integration in kleine Gruppen (max. 3–4 Personen) ermöglichen	Betreuung in Kleingruppe 2x/Woche: Validationsgruppe Einzelbetreuung 4x/Woche: Basale Stimulation	Nach 1 Woche
Kann selbstständig essen Kommt mit der Abfolge der Speisen beim Mittagessen nicht zurecht	Selbstständige Nahrungsaufnahme erhalten	Tägliche Teilnahme an der Essgruppe Essen in eindeutiger Reihenfolge servieren	Nach 4 Wochen

Die in der Betreuungsplanung geplanten Maßnahmen werden anschließend auf den Leistungsnachweis übertragen und abgezeichnet. Wenn eine Maßnahme nicht stattfinden konnte, sollte im Betreuungsbericht erkennbar sein, warum die geplante Maßnahme nicht durchgeführt wurde.

Außerdem beinhaltet der Betreuungsbericht Informationen über Beobachtungen und Besonderheiten.

Beispiele für Betreuungsberichte:

Frau Nowak konnte heute nicht an der Backgruppe teilnehmen, da sie in der Nacht erbrochen hatte und über Übelkeit klagte.

Herr Jürgens hat mit großem Interesse beim Skatabend mitgespielt und freute sich, dass er mehrmals gewonnen hat.

Frau Wilkens hat während der Singstunde laut geweint, konnte aber nicht zum Ausdruck bringen, worüber sie traurig war. Sie wollte die Gruppe aber nicht verlassen.

Die Einzelbetreuung bei Herrn Heymann musste wegen eines Erregungszustands abgebrochen werden. Thema im Gespräch war seine Flucht als Kriegsgefangener. Die Bezugspflegekraft wurde informiert.

Schließlich wird bei der Evaluation überprüft, ob die geplanten Maßnahmen unter Berücksichtigung der formulierten Ziele sinnvoll waren. Gegebenenfalls werden neue Maßnahmen geplant oder das Ziel korrigiert. Berücksichtigt werden außerdem neue Beobachtungen und Informationen, der Verlust von Ressourcen, neu aufgetretene oder veränderte Probleme bzw. nicht mehr vorhandene Probleme.

> **Praxistipp**
>
> Dabei orientiert sich das individuelle Evaluationsintervall an der Erreichbarkeit der Nahziele, wenn lediglich ein Fernziel formuliert wurde, sollte spätestens nach drei Monaten eine Überprüfung stattfinden.

5.5.3 Dokumentation im ambulanten Bereich

Im Unterschied zum stationären Bereich ist in der ambulanten Betreuung eine Vorgabe für die Dokumentation bisher noch nicht eindeutig definiert. Einrichtungsintern kommen Formulare zum Einsatz, die sowohl der Informationsübermittlung von Zielen und Maßnahmen als auch dem Nachweis von Leistungen zur Rechnungsstellung dienen.

Als Beispiel für die ambulante Betreuung befinden sich im Anhang der »Erfassungsbogen Betreuung« sowie der »Leistungsnachweis« ▶ Anhang 4.

Betreuung von dementen Menschen

Abwechslung ist eine gute Medizin für die meisten Leiden.
Christine von Schweden

Die Begleitung, Aktivierung und sinnvolle Beschäftigung ist die Haupt-
aufgabe des Demenzbegleiters. Voraussetzung für eine individuelle
Betreuung ist neben den grundlegenden Kenntnissen über das Krankheitsbild ein hohes Maß an Einfühlungsvermögen und vor allem **Kreativität, Flexibilität** und Geduld.
In diesem Kapitel werden deshalb verschiedene Beschäftigungsangebote und **therapeutische** Interventionen vorgestellt, um einen Überblick über die vielfältigen Möglichkeiten der Demenzbegleitung zu
ermöglichen. Dabei handelt es sich um Anregungen, die beliebig er-
weitert werden können.

6.1   Beschäftigung

Eine erfolgreiche Begleitung von Demenzerkrankten, psychisch Kranken und geistig Behinderten ist von verschiedenen Faktoren abhängig.
Differenziert wird in diesem Zusammenhang zwischen den Anforderungen an die Person des Demenzbegleiters und den Anforderungen
an die von ihm angebotenen Maßnahmen. Die Bedeutung der Angebote für den Betroffenen ist ebenfalls zu bedenken.

Anforderungen an den Demenzbegleiter:
- Offene Haltung gegenüber den Betroffenen
- Wertschätzung
- Interesse
- Kenntnisse über die zugrunde liegenden Erkrankungen
- Flexibilität
- Geduld
- Einfühlungsvermögen
- Bereitschaft, mit den Betroffenen in Beziehung zu treten
- Fähigkeit, sich ausreichend zu distanzieren
- Kommunikationsfähigkeit
- Gute Beobachtungsgabe
- Teamfähigkeit
- Bereitschaft, die Betroffenen eventuell das letzte Stück ihres
  Lebenswegs zu begleiten

Anforderungen an die Betreuung:
- Angebote orientieren sich an den Bedürfnissen der
  Betroffenen
- Überforderung und Unterforderung müssen vermieden
  werden
- Das Interesse und die Neugier der Betroffenen müssen
  geweckt werden
- Die Angebote müssen altersentsprechend sein

- Der zeitliche Ablauf orientiert sich an den einzelnen Teil-nehmern
- Die Gruppengröße muss immer wieder angepasst werden
- Im Bedarfsfall existieren Angebote der Einzelbetreuung
- Bei Bedarf muss spontan ein neues Angebot erfolgen
- Niemand muss teilnehmen, wer möchte darf auch nur zuschauen

Bedeutung für den Betroffenen:
- Abwechslung
- Erinnerungen an früher
- Aufrechterhalten von Fähigkeiten
- Aktivierung
- Steigerung des Selbstwertgefühls
- Gruppenerlebnis
- Gefühl, eine Aufgabe zu haben
- Gefühl, nützlich zu sein

Um dies zu erreichen, muss der Demenzbegleiter die jeweiligen Angebote gut planen und vorbereiten.

> **Die erforderlichen Materialien sollten schon im Vorfeld nach Themen sortiert werden, damit auf plötzliche Änderungen schnell reagiert werden kann. Nach Möglichkeit werden die Teilnehmer in die Planung der Aktivitäten einbezogen und ihre Wünsche erfragt.**

Um eine abwechslungsreiche Gestaltung zu erreichen, sollte der Demenzbegleiter bestimmte regelmäßige Angebote planen, die beispielsweise an wiederkehrenden Wochentagen in kleineren bis mittleren Gruppen stattfinden. Zusätzlich können wechselnde Angebote in kleineren Gruppen oder mit Einzelpersonen entsprechend der individuellen Bedürfnisse kurzfristig hinzukommen.

Praxistipp

Für die Teilnehmer ist es von Vorteil, wenn die regelmäßigen Angebote auf einer großen Tafel oder einer Pinnwand angekündigt werden. Je nach Schweregrad der Krankheitsbilder können die Informationen für einen Tag oder auch für eine komplette Woche aufgeführt sein.

Gut geeignet ist eine große Schiefertafel auf der zusätzlich das Datum und der Wochentag als Orientierungshilfe eingetragen sind. Alte Schuhkartons, Kisten, Körbe oder Koffer eignen sich hervorragend, um die notwendigen Materialien nach Themen oder Wochentagen zu sortieren, so dass diese immer greifbar sind.

6.2   Beschäftigungsmöglichkeiten

In diesem Abschnitt werden verschiedene Beschäftigungsmöglichkeiten vorgestellt. Zunächst werden jedoch die einzelnen Bereiche der Betreuung in einer Übersicht aufgeführt. Um eine grobe Struktur zu erreichen, orientiert sich die Auflistung weitgehend an den AEDL (▶ Kap. 5). Die Reihenfolge wurde abgeändert, weil zu einigen AEDL keine oder nur wenige Möglichkeiten existieren.

> **Übersicht AEDL nach Krohwinkel:**
> 1. Kommunizieren
> 2. Sich bewegen
> 3. Vitale Funktionen des Lebens aufrechterhalten
> 4. Sich pflegen
> 5. Essen und Trinken
> 6. Ausscheiden
> 7. Sich kleiden
> 8. Ruhen und Schlafen
> 9. Sich beschäftigen
> 10. Sich als Mann oder Frau fühlen und verhalten
> 11. Für eine sichere Umgebung sorgen
> 12. Soziale Bereiche des Lebens sichern
> 13. Mit existenziellen Erfahrungen des Lebens umgehen

6.2.1   Kommunikation

Dieser Bereich der AEDL wurde bereits ausführlich in Kapitel 3 »Umgang mit dementen Menschen« erläutert. In diesem Kapitel finden sich auch Vorschläge für Kommunikationsspiele (▶ Kap. 3.6).

6.2.2   Bewegung

Regelmäßige Bewegung hat einen vorbeugenden Effekt auf die Entstehung der Demenz.

Die Bewegung steht in engem Zusammenhang mit den Verlusten der Denkfähigkeiten, so dass die Defizite durch Bewegungsförderung im Idealfall verzögert oder stabilisiert werden können.

Wissenschaftliche Studien bestätigen, dass ältere Menschen von regelmäßigen körperlichen Aktivitäten sowohl körperlich als auch geistig profitieren. Die damit verbundenen positiven Effekte für das Herz-Kreislauf-System sowie für die Durchblutung des Gehirns können sogar **präventiv** gegen die Entwicklung der Demenz wirken oder doch zumindest deren Verlauf verzögern.

> ❯ **Auch Patienten, bei denen die Mobilität bereits eingeschränkt ist, können an Bewegungsspielen teilnehmen.**

Beschäftigungsmöglichkeiten im Bereich Bewegung:

- Spaziergänge
- Walking
- Gymnastik
- Tanzen, Schunkeln, Polonaise
- Sitztanz oder Sitzgymnastik
- Fahrradfahren auf dem Ergometer oder mit speziellen Trainingsgeräten (◘ Abb. 6.1)
- Hanteltraining und Balanceübungen, die auch zur Sturzprophylaxe eingesetzt werden
- Bewegungsübungen mit Bällen, Reifen, Tüchern, Luftballons oder Fallschirmen
- Kegeln, Bowling
- Tischfußball, Tischtennis
- Bewegungsspiele mit Spielkonsolen, z. B. Xbox, PS3, Wii
- Schwimmen
- Wandern, Waldspaziergang
- Fahrradtouren in Begleitung

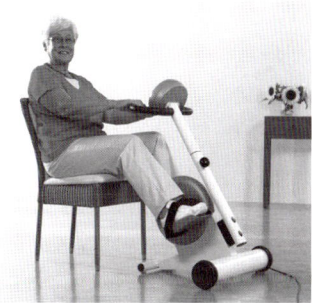

◘ **Abb. 6.1** Trainingsgerät Reck MOTOmed viva2. (Mit freundlicher Genehmigung: RECK-Technik, Betzenweiler)

Bei allen Außenaktivitäten muss der Begleiter immer ein Mobiltelefon bei sich tragen, falls Hilfe benötigt wird.

Praxistipp

Viele demente Menschen haben einen ausgeprägten Bewegungsdrang, der durch gezielte Angebote verbessert werden kann. Die Belastung muss jedoch an die körperliche Verfassung des einzelnen Betroffenen angepasst werden.

Zu berücksichtigen ist außerdem die Sturz- und Verletzungsgefahr sowie das Risiko einer Überbelastung bei Patienten mit Herz-Kreislauf-Erkrankungen. Bei weglaufgefährdeten Patienten muss im Falle eines Spaziergangs immer sofort Hilfe herbeigerufen werden, wenn der Teilnehmer sich von der Gruppe entfernt oder nicht mehr mit zurückgehen möchte. Die wichtigsten Telefonnummern sollten schon zuvor einprogrammiert werden. Beliebt sind Bewegungsangebote in Verbindung mit Musik, wie etwa beim Tanzen.

Bewegungsangebote können jederzeit ohne größere Vorbereitung durchgeführt werden. Auch zwischen anderen Beschäftigungen, bei denen die Betroffenen Aufmerksamkeit und Konzentration aufbringen müssen, sind kurze Bewegungseinheiten sinnvoll.

Die meisten hier aufgezählten Bewegungsspiele sind bekannt, an dieser Stelle wird deshalb beispielhaft die Spielmöglichkeit mit einem Fallschirmtuch erklärt (◘ Abb. 6.2).

Fallschirmspiele

Die Teilnehmer sitzen oder stehen im Kreis. Ein Fallschirmtuch oder Schwungtuch wird in der Mitte ausgebreitet. Bei kleineren Gruppen kann stattdessen ein großes Leintuch verwendet werden. Jeder Teilnehmer hält das Tuch mit beiden Händen, so dass es gespannt wird. Nun

▼

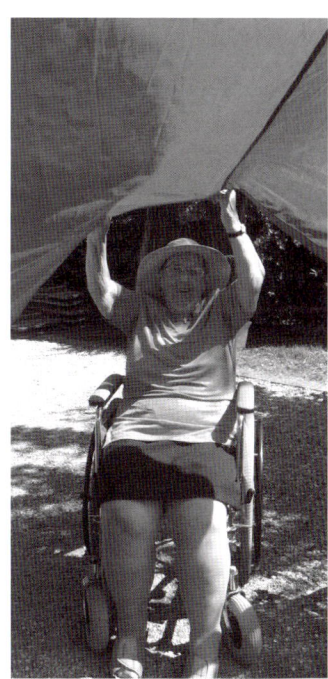

◘ **Abb. 6.2** Schwungtuch (Mit freundlicher Genehmigung des Pflegehäusl, Elisabeth Hankofer, 94447 Plattling)

Spezielle Angebote zur Sturzprophylaxe werden von Physiotherapeuten durchgeführt.

können Bälle, Kugeln, Wollknäule oder Luftballons auf dem Tuch hin und her bewegt werden. Noch mehr Freude macht das Spiel, wenn dazu Musik läuft, dann können die Teilnehmer sich auch in Kreisrichtung mit dem Tuch bewegen und einen Fallschirmtanz aufführen.

6.2.3 Essen und Trinken

Viele ältere Menschen leiden unter Appetitlosigkeit.

Essen bedeutet nicht nur Nahrungsaufnahme (▸ Kap. 7), Essen ist vor allem auch ein Genuss. Wenn Mahlzeiten in Großküchen zubereitet werden, bei passierter Kost oder Diäten geht meist ein Teil des Genusses verloren.

Die Auswahl, Zubereitung und gemeinsame Einnahme von Mahlzeiten kann den Appetit anregen und für den Demenzerkrankten eine wertvolle Erfahrung darstellen.

> ❯ **Vorteile durch die gemeinsame Zubereitung von Mahlzeiten ergeben sich in Bezug auf die Selbstbestimmung, der Betroffene kann Speisen selbst auswählen, auf den Genuss, der Betroffene hat Einfluss auf die Art der Zubereitung, und auf den Erfolg, wenn das Essen geschmeckt hat, wird der Betroffene vermutlich gelobt.**

Vorbereitung

Bei der Auswahl muss beachtet werden, ob alle Teilnehmer dieses Essen tatsächlich essen können oder dürfen, etwa Diabetiker oder Menschen mit Zahnproblemen.

Zunächst sollte gemeinsam mit der Gruppe ausgewählt werden, welches Gericht zubereitet wird. Der Gruppenleiter sammelt Vorschläge der Teilnehmer, im Anschluss wird gemeinsam festgelegt, welches Essen gekocht wird.

Praxistipp ▐

Dabei sollte darauf geachtet werden, dass die Zubereitung nicht zu kompliziert ist und nicht zu lange dauert. Gerade Demenzerkrankte sind nur phasenweise in der Lage, sich zu konzentrieren und aktiv zu sein.

Im Anschluss wird eine Zutatenliste erstellt, die auch als Einkaufsliste verwendet werden kann, falls die Teilnehmer mobil sind. Anderenfalls können die Zutaten in Absprache mit der Küche oder mit Angehörigen besorgt werden.

Durchführung

Selbstverständlich muss beim Umgang mit Messern und anderen Geräten auf die Verletzungsgefahr geachtet werden.

Nun verteilt der Gruppenleiter die Aufgaben an die Teilnehmer unter Berücksichtigung ihrer Fähigkeiten und Belastbarkeit. Jeder Teilnehmer bekommt eine ihm angemessene Aufgabe, etwa Gemüse schälen oder schneiden, rühren oder Töpfe beaufsichtigen und den Tisch decken. Der Gruppenleiter muss alle Teilnehmer in die Aktivitäten einbeziehen, wenn sie dies möchten, beobachten und bei Bedarf anleiten.

Genauso wichtig wie das gemeinsame Kochen und Essen sind für die Teilnehmer die Gespräche und der Austausch über Kochrezepte, regionale Besonderheiten und das Tischgespräch.

Beim Umgang mit Lebensmitteln müssen **hygienische** Grundregeln beachtet werden.

Übersicht: Hygiene

- Flächen und Geräte müssen vor der Benutzung gereinigt sein
- Alle Teilnehmer müssen vor der Arbeit die Hände waschen
- Alle Teilnehmer tragen Schürzen
- Die Haare sollten bei Bedarf zusammengebunden werden
- Lebensmittel dürfen nicht offen herumstehen, sie müssen immer abgedeckt werden
- Verderbliche Lebensmittel müssen gekühlt gelagert werden, z. B. Wurstsalat, Quarkspeisen oder Hackfleisch
- Zubereitete Lebensmittel sollten direkt verzehrt werden
- Der Kühlschrank muss regelmäßig gereinigt und überprüft werden
- Nach der Benutzung müssen alle Flächen desinfiziert und alle Geräte gereinigt werden

Nachbereitung

Außer der Dokumentation der Maßnahme und einer Verhaltensbeobachtung der Teilnehmer muss im Anschluss an das Essen die Küche gereinigt und die Maßnahme ausgewertet werden. Der Gruppenleiter dokumentiert bei Bedarf auch die Art und Menge der aufgenommenen Nahrung und des Getränks in einem Ernährungs- oder Einfuhrprotokoll (▶ Kap. 5).

Nahrungsaufnahme bei Demenz

Verschiedene Faktoren der Nahrungsaufnahme können durch die Grunderkrankung verändert sein, so dass der Gruppenleiter während des Essens auf einige Dinge achten muss.

Selbstständigkeit

Mit zunehmender Demenz sind die Betroffenen möglicherweise nicht mehr in der Lage, das Essen zu erkennen und beginnen deshalb nicht mit dem Essen. Unter Umständen muss das Besteck in der richtigen Reihenfolge bereitgelegt werden oder dem Betroffenen direkt in die Hand gegeben bzw. der Essvorgang an sich vorgemacht werden, damit der demente Mensch die Bewegungen nachahmen kann.

> Die Speisenabfolge muss zeitlich so erfolgen, dass der Demente nicht überfordert wird. Zwischen den einzelnen Gängen müssen Pausen liegen.

> ❯ Demenzerkrankte sind oftmals in der Lage zu essen, wenn
> sie dies bei anderen beobachten können. Das Essen in der
> Gruppe ist deshalb ein wichtiger Beitrag zur Selbstständig-
> keit.

Wenn mehrere Gruppenteilnehmer Hilfe beim Essen oder Trinken benötigen, muss der Gruppenleiter im Vorfeld weitere Betreuungskräfte oder Angehörige einbeziehen.

■ **Tischkultur**

Bei Dementen, die das Essen gereicht bekommen, muss der Teller immer vor dem Betroffenen stehen, nicht vor der Person, die hilft.

Die Nahrungsaufnahme bei dementen Menschen wird durch die gewohnte Tischkultur stark beeinflusst. Die Art des Geschirrs und des Bestecks, die Tischdekoration, die Sitzordnung und das Vorhandensein von Schüsseln und Schöpfkellen erinnern an die gewohnte Mahlzeit in der Familie und erleichtern das Erkennen der Situation.

> ❯ Auch Höflichkeitsregeln beeinflussen das gemeinsame
> Essen: Man isst nicht, bevor nicht alle etwas auf dem Teller
> haben, man isst alles auf, man isst nicht von fremden
> Tellern und man beschwert sich nicht, wenn das Essen nicht
> geschmeckt hat. Der Demenzbegleiter muss diese erlern
> ten Regeln im Hinterkopf behalten, wenn ein Teilnehmer
> nicht mitessen möchte.

An dieser Stelle werden einige Fotos abgebildet, die den Einfluss der Tischkultur auf die Nahrungsaufnahme verdeutlichen (■ Abb. 6.3, ■ Abb. 6.4, ■ Abb. 6.5, ■ Abb. 6.6).

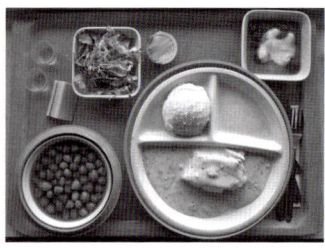

■ **Abb. 6.3** »Krankenhauskost«.
(© Rainer Sturm/PIXELIO)

■ **Geschmack**

Bei den meisten Menschen mit einer Demenzerkrankung verändert sich im Lauf der Zeit auch das Geschmacksvermögen. Auch wenn biografische Erkenntnisse in diesem Zusammenhang immer erfragt werden müssen, ist es möglich, dass der Betroffene Speisen, die er gerne gegessen hat, plötzlich ablehnt bzw. umgekehrt Speisen isst, die er früher nicht mochte.

Generell nimmt der Geschmackssinn im Alter ab, so dass ältere Menschen häufig klagen, dass Essen sei nicht gewürzt oder zu kalt.

> ❯ Bei dementen Menschen kann man beobachten, dass süße
> Speisen bevorzugt werden. Unbekannte Speisen, beispiels
> weise Dinge, die früher nicht so verbreitet waren, wie Pizza
> oder Hamburger, werden eher gemieden.

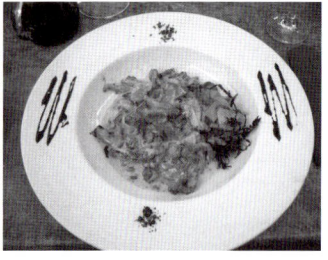

■ **Abb. 6.4** »Normalkost«.
(© Campomalo/PIXELIO)

■ **Trinken**

Bei allen Maßnahmen der Betreuung sollen die Teilnehmer immer wieder auch Getränke angeboten bekommen.

Wegen eines mangelnden Durstgefühls haben ältere Menschen größtenteils Probleme, eine ausreichende Flüssigkeitsmenge aufzunehmen. Unter Umständen muss die Flüssigkeitsmenge von allen an der Pflege und Betreuung Beteiligten über den Tag dokumentiert werden (▶ Kap. 5).

> **Während der Betreuungszeit muss der Demenzbegleiter die Dokumentation der Flüssigkeits- und Nahrungsaufnahme übernehmen.**

Den Demenzerkrankten sollten verschiedene Getränke angeboten werden, um festzustellen, was sie gerne mögen. Nicht alle Menschen trinken gerne Wasser. Angeboten werden sollten auch Fruchtsäfte, verschiedene Tees, Kaffee, Kakao, Milch, Limonaden, Malzbier, Buttermilch und – nach Rücksprache – zum Abendessen auch ein Glas Wein oder Bier.

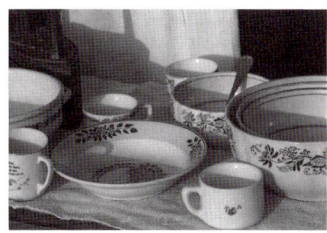

□ **Abb. 6.5** Altes Geschirr.
(© Günter Havlena/PIXELIO)

Beschäftigungsmöglichkeiten im Bereich Essen und Trinken:
- Frühstücksbuffet
- Brunch, z. B. Spiegeleier mit Speck, Suppe
- Zwischenmahlzeiten, z. B. Obstsalat, Quarkspeisen, Pudding
- Gemeinsames Mittagessen
- Eintöpfe
- Regionale Speisen, z. B. Weißwurst mit Brezeln, Dampfnudeln, Labskaus
- Kaffee- oder Teestunde, z. B. Kuchen, Waffeln und anderes Gebäck
- Abendessen, z. B. Wurstsalat, Kartoffelsalat, Schinkennudeln
- Spätmahlzeit, z. B. Obst, Sandwich, Suppe
- Belegte Brötchen, Buffet am Abend
- Plätzchen zur Weihnachtszeit, Christstollen
- Getränke, z. B. Punsch, heiße Milch mit Honig, heiße Schokolade
- Picknick
- Grillabend
- Finger Food (□ Abb. 6.7) und kleine Snacks

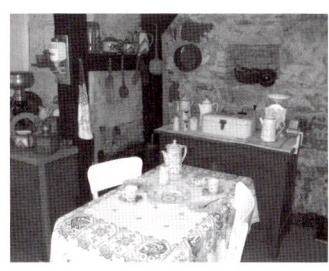

□ **Abb. 6.6** Tischkultur.
(© Harald Wanetschka/PIXELIO)

Diese Form der Nahrung kann im Vorbeigehen und ohne Besteck gegessen werden und wird deshalb von vielen dementen Menschen gut akzeptiert.

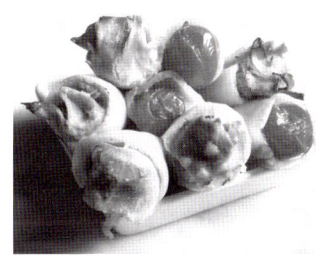

□ **Abb. 6.7** Finger Food.
(© Brandt/Marke/PIXELIO)

6.2.4 Sich beschäftigen

┌─ **Beschäftigen** ─────────────────────────────

Beschäftigen bedeutet, eine sinnvolle Tätigkeit, eine Aufgabe oder eine Arbeit auszuführen oder seine Freizeit zu gestalten. Die Bedeutung entspricht dem Begriff »betätigen« und beinhaltet eine Tätigkeit.

└───

Der Mensch ist zeitlebens beschäftigt, in der Kindheit mit Spielen und Lernen sowie im Anschluss mit Arbeit und Freizeitbetätigung. Im Alter, bei Krankheit, Behinderung und anderen Einschränkungen wird die Möglichkeit, sich zu beschäftigen, eventuell beeinträchtigt.

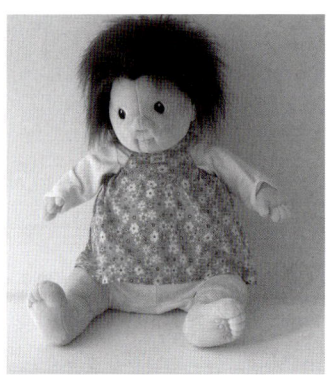

Abb. 6.8 Therapiepuppe. (Mit freundlicher Genehmigung von Eelke Verschuur, www.elkee.de)

Verschiedene Theorien besagen, dass die wichtigste Beschäftigung des Alterns darin liegt, die Erlebnisse und Erfahrungen des Lebens zu **reflektieren** und zu verarbeiten. Deshalb sieht man ältere Menschen häufig über längere Strecken tatenlos, zum Teil mit geschlossenen Augen, sitzen. Spricht man sie darauf an, äußern sie sich zufrieden und lehnen Beschäftigungsangebote ab, da sie sich mit ihren Gedanken beschäftigen möchten.

> **Auch demente Menschen verarbeiten in Gedanken ihre Vergangenheit, es fällt ihnen jedoch schwerer, sich danach wieder in der Gegenwart zu orientieren. Wenn die zu bewältigenden Ereignisse jedoch traumatisch, traurig, bedrohlich und beängstigend sind, ist es sinnvoll, den dementen Menschen durch eine andere Beschäftigung davon abzulenken.**

Beschäftigungsmöglichkeiten im Bereich »Sich beschäftigen«:
- Spielen, z. B. Gesellschaftsspiele, Kartenspiele, Spiele in der Gruppe
- Altes Spielzeug, z. B. Kreisel, Murmeln, alte Puppen
- Therapiepuppen (Abb. 6.8)
- Plüschtiere
- Basteln
- Malen
- Zeichnen
- Collagen
- Vorlesen, z. B. Zeitung, Märchen, Kurzgeschichten
- Gemeinsam Singen, Musik von früher hören, Orchester
- Gedichte aufsagen
- Sprichwörter vervollständigen
- Konzentrationsspiele, Rätsel
- Gedächtnisspiele
- Theater
- Biografieorientierte Beschäftigung
- Kommunikationsspiele (▶ Kap. 3.6)
- Alltagstraining
- Aromatherapie
- Musiktherapie
- Computerspiele für Demente
- Filme für Demente (Abb. 6.11)

Therapiepuppen eignen sich gut zur Betreuung von dementen Menschen mit Kommunikationsstörungen und Ängsten.

Besonderheiten bei Demenz

Um den dementen Menschen nicht zu überfordern, müssen die Angebote sich an seinen individuellen Fähigkeiten orientieren.

Zu Beginn der Erkrankung sind Gedächtnis- und Konzentrationsspiele sinnvoll.

- **Gedächtnisspiele**

Die bekanntesten Gedächtnisspiele, wie Memory oder ähnliche Merkspiele, werden auch von Menschen mit kognitiven Defiziten gerne gespielt, sofern sie sich nicht überfordert fühlen. Gedächtnistraining dient der Aktivierung, nicht dem Üben oder Lernen, es darf kein Leistungsdruck entstehen.

Beliebt sind ebenfalls Kreisspiele, bei denen jeder Teilnehmer etwas zu einem bestimmten Thema sagt und der Nachbar alles bisher Gesagte dann wiederholt. Hierfür kann man verschiedene Themen vorgeben, beispielsweise die Namen der Teilnehmer oder die Beantwortung einfacher Fragen wie »Was braucht der Bäcker zum Brotbacken?«
Eine Variante wäre das »Sätzebilden«, bei dem jeder Teilnehmer den Satz um ein Wort verlängert und zuvor den kompletten Satz aufsagt, oder das »Wörterspiel«, bei dem zusammengesetzte Wörter gebildet werden und dann jeweils aus dem zweiten Wortteil ein neues Wort gebildet wird, z. B. Haustür – Türschloss.
Auch bei den sogenannten Kim-Spielen wird das Gedächtnis trainiert: Verschiedene Gegenstände werden betrachtet und danach unter einem Tuch versteckt. Die Teilnehmer nennen reihum alle Gegenstände, die sie sich merken konnten.
Das Versteckspiel ist ebenfalls eine Form von Gedächtnistraining in Verbindung mit Konzentration, und kann für Demente mit speziellen Puppen angeboten werden, die zur Wand sehen. Die »Versteck-Puppe« muss suchen und alle dürfen dabei helfen. Wer gefunden wurde, darf im Anschluss selbst die Puppe verstecken, die dann von allen gesucht wird.

Für das Gedächtnis- und Konzentrationstraining gibt es außerdem spezielle Arbeitsblätter unterschiedlicher Schweregrade.

- **Konzentrationsspiele**

Das spielerische Trainieren und Erhalten der **Konzentration** gelingt beispielsweise durch Kreuzworträtsel oder Puzzle. Auch Bingo, Geschicklichkeitsspiele, Tangram, Mikado und dergleichen fördern die Konzentrationsfähigkeit.

- **Biografieorientierte Beschäftigung**

Ein wichtiger Punkt der Beschäftigung ist die biografieorientierte Beschäftigung. Die Angebote nehmen Bezug auf die Biografie des Betroffenen und greifen frühere Kenntnisse und Vorlieben wieder auf. Da das Altgedächtnis länger erhalten bleibt, können Demenzerkrankte solche Fähigkeiten problemlos abrufen und sind in diesem Bereich Experte, was das Selbstwertgefühl steigert.

Gut geeignet sind frühere Hobbys, vor allem jedoch die ehemals ausgeübte Berufstätigkeit. Es ist sowohl im häuslichen als auch im stationären Rahmen einfach, Tätigkeiten anzubieten, die mit dem früheren Berufsbild in Zusammenhang stehen.

Buchtipp Eine Vielzahl von Beschäftigungsmöglichkeiten bietet das Buch »Seniorenspielbuch« von Ursula Stöhr, das im Springer Verlag erschienen ist.

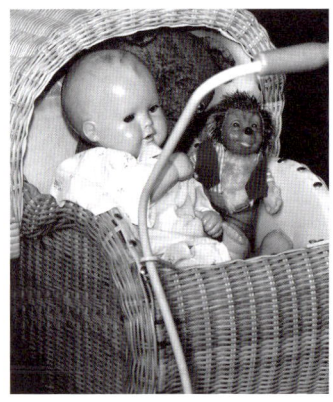

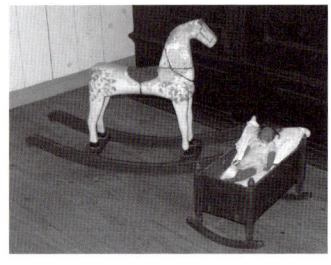

So kann beispielsweise die Schneiderin Knöpfe annähen, der Sachbearbeiter kann an seinem Schreibtisch Akten heften, die Hausfrau findet Betätigungsfelder beim Kochen oder Wäsche legen, der Landwirt beschäftigt sich mit Gartenarbeit oder Tieren und der Direktor überwacht alles fachmännisch.

Wenn man biografieorientierte Beschäftigungsmöglichkeiten anbietet, sollte das verwendete Gerät nach Möglichkeit aus der Zeit stammen, in der der Betroffene seinen Beruf ausgeübt hat. Alte Schreibtische, Nähmaschinen, Küchengeräte, Werkzeug, Waschbretter, Spielzeug etc. können durch Aushänge am »Schwarzen Brett« oder auf Flohmärkten besorgt werden (■ Abb. 6.9, ■ Abb. 6.10).

> **Praxistipp**
>
> Angehörige werfen alte Gegenstände oftmals weg und sind meist gerne bereit, diese stattdessen zur Verfügung zu stellen. Der Besuch von Flohmärkten ist auch für Demenzerkrankte ein besonderes Erlebnis.

Beobachtet man die Reaktion der Betroffenen beim Betrachten alter Gegenstände, kann man leicht feststellen, womit der demente Mensch sich früher gerne beschäftigt hat oder welche Gegenstände er wiedererkennt, weil er sie früher selbst einmal besessen hat.

■ Alltagstraining

Diese Gegenstände können auch für das Alltagstraining eingesetzt werden. Alltägliche Aufgaben, etwa aus den Bereichen Körperpflege (▶ Kap. 5), Hauswirtschaft (▶ Kap. 8) oder Ernährung (▶ Kap. 7), werden gemeinsam mit dem Betroffenen durchgeführt.

Trainingsmöglichkeiten:
- Ankleiden
- Das Bett machen
- Mahlzeiten zubereiten
- Einkaufen
- Wäsche waschen
- Bügeln
- Etwas reparieren
- Gartenarbeit, Obst ernten
- Marmelade kochen
- Fahrrad fahren
- Dinge aufräumen oder sortieren

> ❯ **Der Demenzbegleiter soll die Aufgabe nicht für den Betroffenen übernehmen, sondern ihn anleiten und durch Vormachen der Bewegungen unterstützen. Das Übernehmen der Aufgabe ist deprimierend, weil der Betroffene seine Defizite dann deutlich wahrnimmt.**

Im weiteren Verlauf der Erkrankung werden die Fähigkeiten und die Zeitspannen der Ausdauer und Konzentration kürzer. Der Demenz-begleiter sollte deshalb bei schwerer Demenz spezielle Maßnahmen, etwa die 10-Minuten-Aktivierung einsetzen.

- **10-Minuten-Aktivierung**

Aktivitäten aus verschiedenen Bereichen werden für ein kurzes Inter-vall von etwa 10 Minuten angeboten. Die notwendigen Materialien werden in verschiedenen Kisten vorbereitet und nach Themenberei-chen geordnet.

Praxistipp

Gut geeignet sind beklebte Schuhkartons, die mit Wochentagen beschriftet werden. Dabei sollten die Themen immer wieder aus-getauscht werden. Wenn Betroffene sich länger als 10 Minuten mit den Materialien beschäftigen möchten, ist dies selbstver-ständlich erlaubt. Alle Teilnehmer können durch die Anregung durch das Material ins Gespräch kommen.

Themenbereiche für die 10-Minuten-Aktivierung:
- Knöpfe, Garnrollen
- Wolle, Topflappen
- Wäscheklammern
- Postkarten
- Fotos
- Nägel, Schrauben
- Stifte, Kreide, kleine Schiefertafeln
- Kleine Dosen mit Gewürzen
- Murmeln
- Alte Möbel aus dem Puppenhaus
- Taschentücher aus Stoff, Manschettenknöpfe, Krawatten
- Bunte Perlen, Schmuck
- Hüte
- Schlüsselbund, Portemonnaie
- Briefmarken
- Alte Münzen und Geldscheine
- Alte Uhren, Wecker
- Kleine Tierfiguren
- Muscheln
- Kastanien, Nüsse
- Christbaumschmuck
- Ostereier
- Spielzeugautos
- Alte Dekorationsartikel, Nippes
- Spielkarten, Spielfiguren, Puzzleteile
- Kleine Parfümfläschchen
- Eisenbahnwaggons

Die Teilnehmer können die Gegenstände betrachten, befühlen, **assoziieren** meist vergangene Zeiten und kommen darüber eventuell ins Gespräch.

Aufgabe des Demenzbegleiters ist es, darauf zu achten, dass Gegenstände nicht verschluckt werden.

> **Praxistipp**
>
> Je nach Schweregrad der Demenz können die Gegenstände im Anschluss daran für kreative Tätigkeiten genutzt werden, etwa zum Basteln oder Malen.

Bei einer sehr schweren Demenz ist das Ziel der Beschäftigung vor allem das Wohlbefinden des Betroffenen. Demenzerkrankte, die unter einer Reizarmut leiden, da sie Reize kaum noch aufnehmen oder verarbeiten können, sollten eine Behandlung erhalten, bei der Reize gezielt eingesetzt werden.

▪ Einsatz von Reizen

Der gezielte Einsatz von Reizen, etwa bei der **Aromatherapie**, ermöglicht es, **Ersatzhandlungen** zu reduzieren. Menschen, die unter einer Reizverarmung leiden, versuchen sich selbst durch immer wiederkehrende Handlungen Reize zuzuführen. Diese Handlungen sind für die Umwelt meist störend und belastend.

Ersatzhandlungen:

- Bestreichen von Flächen, etwa dem Tisch
- Klopfen, etwa auf den Tisch, auch mit Gegenständen
- Kontinuierliches Rufen von Worten oder Satzteilen
- Umherwandern
- Kaubewegungen
- Selbstgespräche
- Halluzinationen (▶ Kap. 2)
- Jammern
- Schreien

❯ **Werden dem Demenzerkrankten andere Reize angeboten, sind die Ersatzhandlungen nicht mehr erforderlich.**

Reize aus allen Bereichen der Sinneswahrnehmung können eingesetzt werden.

Der Einsatz von optischen Reizen ist zeitlich begrenzt und kann deshalb mit anderen Reizen kombiniert werden.

▪▪ Optische Reize

Das Betrachten von Fotoalben, Bildern oder Erinnerungsalben ist ein positiver Reiz, der das Auftreten von Ersatzhandlungen reduziert.

❯ **Gut geeignet für ein Angebot von optischen Reizen sind außerdem farblich gestaltete Räume oder sogenannte Sinnesecken (▶ siehe unten).**

▪▪ Akustische Reize

Zu den akustischen Reizen, die der Reizverarmung entgegenwirken, zählt jede Art von Musik und Gesang. Auch Vorlesen und Gespräche sind akustische Reize, die bei Demenzerkrankten eine vorübergehende Beruhigung bewirken können, aber nicht müssen.

> ❯ **Wichtig ist immer die Beobachtung, wie der Betroffenen auf den angebotenen Reiz reagiert. Dabei spielt auch der Musikgeschmack eine große Rolle.**

Der Einsatz von Musikinstrumenten bei der Betreuung von dementen und psychisch veränderten Menschen wird bei der Musiktherapie durchgeführt. Dabei können die Betroffenen unter Anleitung selbst auf verschiedenen Instrumenten Musik machen.

▪▪ Berührungsreize

Berührungsreize können problemlos in verschiedene Betreuungsaktivitäten integriert werden. Das Berühren, Beklopfen, Streicheln und Massieren von rumpffernen Körperteilen trägt häufig zur Beruhigung des Betroffenen bei.

Demenzerkrankte können auch von sich aus Gegenstände berühren, dabei sollten ihnen verschiedene Gegenstände angeboten werden, die man gut in die Hand nehmen kann und die sich gut anfühlen.

Bohnenkiste

Eine Kiste gefüllt mit getrockneten Bohnen und kleinen Gegenständen, etwa Murmeln, Knöpfen und Perlen, lädt ein zum Fühlen, Tasten und Suchen.

▪▪ Geruchsreize

Gerüche wecken häufig Assoziationen zu vergangenen Erlebnissen und tragen zum Wohlbefinden bei, wenn der Geruch als angenehm empfunden wird. Geruchsreize können aus allen Bereichen des Lebens eingesetzt werden.

Kochgerüche wirken beispielsweise appetitanregend.

Mögliche Geruchsreize:

- Kräuter und Gewürze
- Obst, duftende Lebensmittel
- Düfte aus der Natur, etwa Blumen, Laub, Holz
- Seife, Parfüm
- Duftöle
- Massageöle

▪▪ Geschmacksreize

Geschmacksreize werden nicht nur beim Essen und Trinken aufgenommen, sie können auch gezielt zur Reduktion von Ersatzhandlungen eingesetzt werden.

Dabei sollte bedacht werden, dass demente Menschen den süßen Geschmack oft bevorzugen.

Mögliche Geschmacksreize:

- Schokolade
- Bonbons
- Gummibärchen
- Eis
- Eiswürfel aus Fruchtsaft
- Käsewürfel
- Chips

▪▪ Sinnesecken

Die Kombination von verschiedenen Reizarten kann in sogenannten Sinnesecken stattfinden. Hier werden optische Reize, etwa durch einfarbige Bilder, Gegenstände und Lichterketten, mit akustischen Reizen, bevorzugt ruhige oder anregende Musik, sowie mit verschiedenen Gerüchen und eventuell Geschmacksreizen kombiniert.

> **Die Einrichtung einer Sinnesecke muss gezielt ausgewählt werden. So wirkt beispielsweise die rote Farbe anregend und aktivierend und sollte deshalb mit anregender Musik bei passiven Menschen eingesetzt werden. Die Farben Blau und Grün wirken kühl und beruhigend. Sie werden deshalb mit ruhiger Musik kombiniert. Gelb wirkt warm und ausgleichend.**

Die farbliche Gestaltung von Räumen hat einen großen Einfluss auf das Wohlbefinden von dementen Menschen.

▪▪ Snoezelen

In ähnlicher Weise wird auch das Snoezelen eingesetzt.

┌─ **Snoezelen** ─────────────────────────────

Snoezelen ist ein Kunstwort aus dem Niederländischen, das sich aus den Begriffen »snuffelen« (schnüffeln) und »doezelen« (dösen) zusammensetzt. Es wurde in den 70er Jahren in den Niederlanden in Einrichtungen für schwer behinderte Menschen entwickelt.

Hinter Snoezelen steht ein multifunktionales Konzept: In einem ansprechend gestalteten Raum werden über Licht-, Klang- und Tonelemente, Aromen und Musik Sinnesempfindungen ausgelöst. Diese wirken auf die verschiedensten Wahrnehmungsbereiche nach Bedarf entspannend, aber auch aktivierend.

Viele stationäre Einrichtungen hatten Snoezelen-Räume eingerichtet, was durch die technische Ausstattung mit einem Wasserbett
und einem Projektor relativ kostspielig ist. Man stellte dann jedoch
fest, dass die Räume nicht von allen Betroffenen in Anspruch genommen werden können.

Damit auch **immobile** Bewohner von den Angeboten profitieren, gibt es mittlerweile Snoezelen-Mobile, die von Zimmer zu
Zimmer gefahren werden. Auch demente Menschen, die Angst
haben, einen Snoezelen-Raum zu betreten, können durch das
Snoezelen-Mobil erreicht werden.

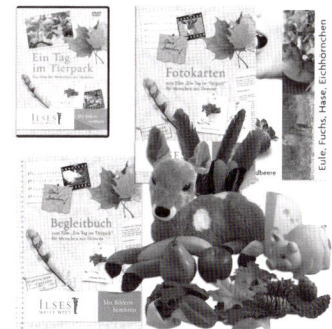

■ **Abb. 6.11** Filme für Menschen mit
Demenz. (Mit freundlicher Genehmigung von »Ilses weite Welt«, Lüneburg,
www.ilsesweitewelt.de)

■ ■ **Einsatz von technischen Hilfsmitteln**

Für Demenzerkrankte wurden spezielle Computer hergestellt, die
über einen großen Monitor mit Touchpad verfügen und sehr leicht zu
bedienen sind. Die Themenbereiche des PC sind ebenfalls an den Bedürfnissen älterer Menschen orientiert.

In Japan wurde ein Plüschtier-Roboter in Form einer Robbe
speziell für Demenzerkrankte entwickelt. Das Spielzeug ist interak-
tiv und reagiert auf Ansprache und Berührung. Für Europa sind
andere Tierarten sinnvoller, beispielsweise Hunde oder Katzen
(■ Abb. 6.12). In diesem Bereich werden kontinuierlich neue Produkte entwickelt.

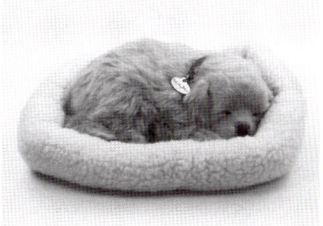

■ **Abb. 6.12** Schlafender Hund. (Mit
freundlicher Genehmigung von »Ilses
weite Welt«, Lüneburg, www.ilsesweite-
welt.de)

Filme, die speziell für demente Menschen gedreht wurden, werden
von »Ilses weite Welt« produziert (■ Abb. 6.11). Diese Filme sind the-
matisch und von der Kameraführung her, an die Bedürfnisse bei kognitiven Einschränkungen angepasst. Zu jedem Film wird außerdem
Begleitmaterial angeboten. Beliebt bei Demenzerkrankung sind außerdem Tierfilme oder Filme von früher.

Einzelbetreuung

Die meisten der aufgeführten Maßnahmen und Aktivitäten können auch bei Menschen durchgeführt werden, die sich aus verschiedenen Gründen überwiegend im Bett aufhalten. Diese Menschen sind durch ihre **Immobilität** nicht in der Lage, an Gruppen-
angeboten teilzunehmen und sind deshalb von sozialer Isolierung
bedroht.

Einzelbetreuung ist auch von Vorteil bei dementen oder psychisch veränderten Menschen, die sich in der Gruppe nicht wohl-
fühlen oder die aufgrund ihres Verhaltens in einer Gruppe nicht trag-
bar sind.

> **Praxistipp** ■
>
> Besonders geeignet für die Einzelbetreuung sind Spaziergänge bei mobilen Menschen, Bewegungsübungen bei immobilen Menschen, Vorlesen, hauswirtschaftliche Tätigkeiten, 10-Minuten-Aktivierung, biografische Angebote, Einsatz von Reizen, Einsatz von Tieren, Aroma- oder Musiktherapie, Tagesstrukturierung, **Milieugestaltung** und Erinnerungsarbeit.

6.2.5 Soziale Bereiche des Lebens sichern

Die soziale Isolation verschlimmert Verhaltensauffälligkeiten und beschleunigt den Verlust kognitiver Fähigkeiten.

Ältere Menschen, demente Menschen, psychisch Kranke und Minderbegabte sind prinzipiell dem Risiko einer sozialen Ausgrenzung ausgesetzt. Unabhängig davon, ob sie zuhause oder in einer Einrichtung leben, sind sie aufgrund körperlicher Einschränkungen, durch Verhaltensauffälligkeiten oder aus Angst vor anderen Menschen sozial isoliert und drohen zu vereinsamen.

Für den Demenzbegleiter ist es deshalb wichtig, Kontakte zu anderen Menschen herzustellen und die Betroffenen in ein soziales Umfeld zu integrieren. Wichtiger Ansprechpartner dabei sind die Angehörigen, sowie Ehrenamtliche, Gruppen und Vereine aus der Gemeinde oder dem Stadtteil. Die Familie, Freunde, Bekannte, Nachbarn und ehemalige Kollegen können gezielt in Aktivitäten eingebunden werden.

> **Praxistipp** ■
>
> Um soziale Kontakte zu knüpfen, können in der Begleitung Aktivitäten angestrebt werden, die entweder für die Betroffenen und deren Angehörige gemeinsam angeboten oder in Kooperation mit Gruppen und Vereinen vorbereitet werden.

Gemeinsame Angebote für Betroffene und Angehörige:
- Kaffeeklatsch
- Grillabend, Lagerfeuer
- Feste, z. B. Sommerfest, Geburtstagsfeier, Adventsnachmittag
- Basar
- Ausflüge, z. B. Park, Wald, Zoo, Museum, Faschingsveranstaltung, Sportveranstaltung
- Gemeinsames Tanzen oder Gymnastik
- Gemeinsames Kochen oder Backen
- Bastelnachmittage
- Gemeinsame Singkreise

Kontakte zu Gruppen und Vereinen:
- Kindergarten, Schulen
- Gesangverein

- Tierschutzverein
- Sportverein
- Theatergruppen
- Musiker
- Kirchengemeinde
- Jugendgruppen
- Sternsinger

6.2.6 Ruhen und Schlafen

Genauso wichtig, wie die Aktivität und Beschäftigung, ist die AEDL »Ruhen und Schlafen«. Auch hier kann der Demenzbegleiter den Betroffenen Möglichkeiten anbieten, die nach Phasen der Aktivität und Anstrengung dem Ausruhen dienen.

Wenn die Gruppenteilnehmer nach Bewegungsübungen oder Konzentrationsspielen erschöpft sind, müssen sie die Möglichkeit haben, sich kurz auszuruhen.

Möglichkeiten im Bereich des Ruhens:
- Entspannungsübungen
- Fantasiereisen, dabei sitzen die Teilnehmer entspannt im Kreis, der Gruppenleiter nimmt sie in der Fantasie mit auf Reisen
- Im Sessel sitzen und die Ereignisse des Lebens noch einmal durchleben
- Rückzugsmöglichkeiten, Raum der Stille, auch gemeinsam mit Angehörigen

Im Idealfall gibt es für die Betreuung von stationären Patienten einen Ruheraum oder eine Nische mit Sesseln oder Liegen. Ein weiteres Angebot im Zusammenhang mit dem Schlafen ist das sogenannte Nachtcafé oder auch der Dämmerschoppen. Dabei werden die Betroffenen in einer kleineren Gruppe am späten Abend betreut, wenn sie noch nicht zu Bett gehen möchten. Es handelt sich also um eine Vorbereitung auf den Schlaf.

Nachtcafé

Bei dieser Form der Begleitung gibt es eine Vielzahl von Möglichkeiten, wie die abendliche Zeit vor dem Schlafengehen abwechslungsreich gestaltet werden kann. So kann beispielsweise in einem gemütlichen, leicht abgedunkelten Raum ein Stammtisch stattfinden, bei dem man sich einfach nur unterhält und einen Tee, eventuell auch ein Glas Wein oder Bier zusammen trinkt.

Ruhige Musik, das Vorlesen von Gedichten, kurzen Geschichten oder Märchen kann beruhigend auf Menschen wirken, die unter Einschlafstörungen leiden.

Für Menschen, die sich am Abend langweilen, sind Angebote, wie etwa das gemeinsame Spielen oder ein Filmabend geeignet. Im Nachtcafé

▼

> Phasen von Aufregung und Anstrengung, sowie Phasen der Ruhe und Entspannung sollten immer im Wechsel stattfinden.

wird auch immer eine kleine Spätmahlzeit angeboten. Im Nachtcafé können außerdem individuelle Schlafrituale durchgeführt werden, wenn diese bekannt sind.

6.2.7   Sich als Mann oder Frau fühlen

Die AEDL »Sich als Mann oder Frau fühlen« spielt auch bei der Begleitung von dementen oder psychisch veränderten Menschen eine wichtige Rolle. Der Aspekt der Sexualität wird normalerweise in diesem Bereich überhaupt nicht thematisiert und ist für viele Betroffene auch peinlich.

Dennoch haben geschlechtsspezifische Merkmale und die erlernte Geschlechterrolle einen Einfluss auf den alltäglichen Umgang mit den Betroffenen. So besteht die Möglichkeit, dass Betroffene sich bei Betreuungsmaßnahmen in ihrer Intimsphäre verletzt fühlen und nur von einem bestimmten Geschlecht betreut werden möchten.

> **Dabei ist es unwichtig, ob es sich um eine gleich- oder gegengeschlechtliche Betreuungsperson handelt, der Wunsch nur von einer weiblichen oder männlichen Person betreut zu werden, sollte immer respektiert werden.**

Abweichungen von diesem »normalen« Rollenverhalten müssen immer wahrgenommen werden.

Die Geschlechterrolle kann auch bei Angeboten eine Rolle spielen. So finden männliche Betroffene meist wenig Gefallen an Kuchen backen oder Wäsche legen, wohingegen weibliche Betroffene sich nicht so sehr für Werkzeug und Ähnliches interessieren.

Da ein großer Teil der Angebote sich auf das weibliche Geschlecht bezieht und männliche Betroffene meist unterrepräsentiert sind, sollte man bei der Planung der Betreuung gezielt auf geschlechtsspezifische Unterschiede achten.

Beschäftigungsmöglichkeiten im Bereich »Sich als Mann oder Frau fühlen«:

- Schönheitssalon
- Beschäftigung mit Schmuck, Schminke, Frisuren, Kleidung
- Modeschau, Nähatelier
- Holzwerkstatt
- Politikrunde
- Skatabend
- Schachclub
- Eisenbahn oder Autorennbahn aufbauen

6.2.8   Sich pflegen

Die erforderlichen Maßnahmen der Körperpflege werden sowohl im ambulanten als auch im stationären Bereich komplett durch die Pflegekraft übernommen, der Demenzbegleiter hat mit Pflegemaßnahmen normalerweise kaum Kontakt. Dennoch gibt es Angebote zur

Aktivierung und Beschäftigung, die aus dem Bereich der AEDL »Sich pflegen« stammen.

> ❯ Auch hier gilt, dass die Wahrung der Intimsphäre oberste Priorität besitzt, so dass diese Angebote überwiegend von Mitarbeitern aus der Pflege durchgeführt werden, da diese ohnehin einen intimeren Kontakt zu den Betroffenen haben. Dies gilt insbesondere für Maßnahmen, bei denen die Betroffenen komplett entkleidet sind.

Maßnahmen im Bereich »Sich pflegen«:

- Entspannungsbad
- »Wellness«-Angebote, etwa Massagen, Kneipp-Kuren, Sauna

6.2.9 Existenzielle Erfahrungen

Unter Berücksichtigung der Biografie werden im Rahmen der Begleitung von dementen, psychisch Kranken und geistig behinderten Menschen immer wieder Lebenserfahrungen deutlich, die existenzielle Empfindungen beinhalten und die die Auseinandersetzung mit Leben, Krankheit, Einschränkung, Behinderung, Pflegebedürftigkeit, Abhängigkeit, Sterben, Abschied und Tod erfordern.

> ❯ Der Demenzbegleiter muss auf Fragestellungen von Seiten der Betroffenen adäquat reagieren können und sich selbst mit diesen existentiellen Themen auseinandersetzen.

In den unterschiedlichen Phasen der Demenz verarbeiten die Betroffenen diese existenziellen Erfahrungen ihres Lebens auf unterschiedliche Art. Zu Beginn der Erkrankung setzten sie sich bewusst mit der drohenden Hilflosigkeit auseinander, da sie spüren, dass bestimmte Krankheitszeichen vorhanden sind, und da sie in den meisten Fällen wissen, welche Konsequenzen daraus resultieren.

Diese Krankheitsphase ist deshalb häufig geprägt von Depression und Verzweiflung.

In späteren Krankheitsphasen nehmen die Betroffenen ihre Defizite nicht mehr bewusst wahr oder können sie von der Bedeutung her nicht einordnen. Dennoch durchleben die Betroffenen auch dann schwierige emotionale Zeiten, wenn sie belastende und traumatische Erlebnisse verarbeiten.

> ❯ Zum Teil bitten Demenzerkrankte von sich aus um Unterstützung bei der Bearbeitung von existenziellen Erfahrungen. Viele bitten um Seelsorge oder um ein gemeinsames Gebet. Ein derartiger Wunsch darf niemals verwehrt werden.

Seelsorge

Die Kooperation mit Seelsorgern unterstützt die Betroffen im Bereich der Verarbeitung von existenziellen Erfahrungen des Lebens.

Auch Menschen, die keine religiösen Bedürfnisse äußern, benötigen möglicherweise Unterstützung.

> ❯ Der Begriff Seelsorge wird üblicherweise mit religiösen
> Bedürfnissen gleichgesetzt. Seelsorge bedeutet jedoch
> eigentlich das »Sorgen für die Seele« und umfasst somit
> auch Menschen, die keinerlei Religion angehören oder
> zeitlebens bekennende Atheisten waren. Auch sie finden
> Trost in Gesprächen oder wenn ihnen jemand einfach
> zuhören kann.

Religiöse Bedürfnisse

Die Unterstützung und gemeinsame Ausübung von religiösen Bedürfnissen oder Ritualen hat für demente Menschen die gleiche Bedeutung
wie für andere gläubige Menschen.

> ❯ Für viele demente Menschen hat der sonntägliche Besuch
> des Gottesdienstes einen festen Platz in der Wochenstruk-
> tur. Zumeist gehört dazu auch das Anlegen einer besonders
> festlichen Sonntagskleidung.

Möglichkeiten zur Ausübung religiöser Bedürfnisse:
- Gottesdienstbesuch, ggf. Moschee- oder Synagogenbesuch
- Spezielle Gottesdienste für Demente
- Gestaltung von Gottesdiensten oder religiösen Feiertagen
- Gemeinsames Beten
- Kontakt zu Seelsorgern
- Kontakt zur Kirchengemeinde

Erinnerungsarbeit

Als eine der Hauptaufgaben des Alterns wird die Verarbeitung von
Erlebnissen und Erinnerungen betrachtet. Menschen mit einer Demenzerkrankung sind durch die Beeinträchtigung des Gedächtnisses
bei dieser Aufgabe überfordert. Sie benötigen Unterstützung, um Erinnerungen wieder zu aktivieren.

Praxistipp

Hilfreich ist hierfür die gemeinsame Arbeit mit den Betroffenen
und nach Möglichkeit mit ihren Angehörigen, um Erinnerungen
aufzufrischen.

Möglichkeiten der Erinnerungsarbeit:
- Gespräche
- Fotoalben
- Tagebücher
- Alte Briefe
- Poesiealbum
- Familienstammbaum
- Erinnerungsalben

- **Erinnerungsalbum**

Unterstützt wird die Erinnerungsarbeit durch das Anlegen eines Erinnerungsalbums. Dieses Album erleichtert es dem Betroffenen, gezielt Erinnerungen abzurufen, die spontan nicht verfügbar sind. Durch wiederholtes Blättern im Erinnerungsalbum werden diese verschütteten Erinnerungen wieder präsent.

Um ein Erinnerungsalbum anzulegen, benötigt man ein schönes, leeres Fotoalbum. Auf der ersten Seite wird ein Foto des Betroffenen eingeklebt. Daneben schreibt man in großer, leserlicher Schrift den Vornamen, den Namen und das Geburtsdatum sowie eventuell den Geburtsort.

Auf den folgenden Seiten werden die Bezugspersonen in der Reihenfolge ihrer Wichtigkeit eingeklebt. Von Vorteil sind Bilder, auf denen die Personen gut zu erkennen sind. So findet man beispielsweise auf den nächsten Seiten des Albums: »Meine Eltern… meine Geschwister… mein Ehepartner… meine Kinder«, ebenfalls mit Name und Geburtsdatum, etwa »Mein Sohn Albert, geb. am 05.02.1948, lebt jetzt in Berlin (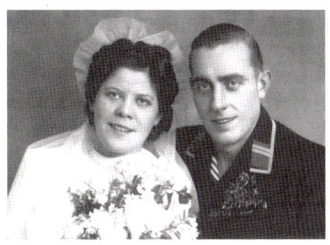 Abb. 6.13, 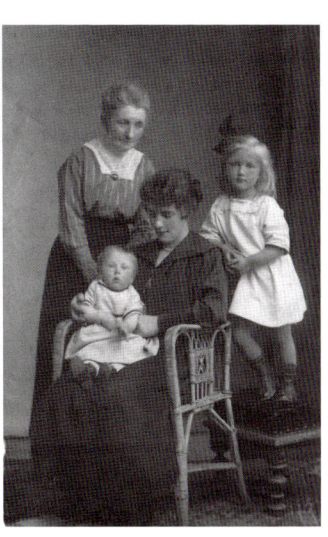 Abb. 6.14).

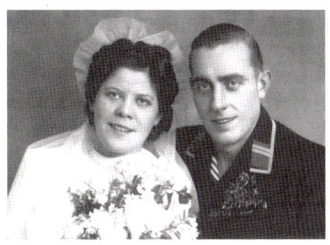

Abb. 6.13 Hochzeitsfoto.
(© M. Werner/PIXELIO)

Auch alte Fotos aus der Heimatstadt oder von anderen wichtigen Orten können ergänzt werden, etwa der Lieblingsurlaubsort, der besonders positive Erinnerungen weckt, oder das Haus, das mit viel Eigenarbeit gebaut wurde. Liebe Freunde und Kollegen gehören ebenfalls in das Erinnerungsalbum.

Durch das Erstellen und Ansehen des Erinnerungsalbums fällt es den Betroffenen leichter, für sich selbst Fragen nach ihrer Vergangenheit zu beantworten. Dies ist für die meisten Demenzerkrankten beruhigend, da es vermutlich kaum etwas Schlimmeres gibt, als Fragen nach dem eigenen Ehepartner oder gar nach den eigenen Kindern nicht beantworten zu können.

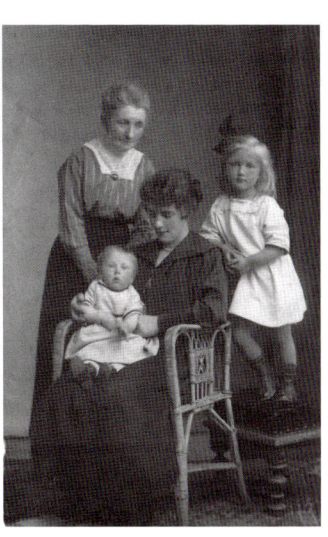

Abb. 6.14 Familienfoto.
(© pandi/PIXELIO)

6.3   Tagesstruktur

Demente Menschen, psychisch Kranke und geistig Behinderte kommen im Alltag besser zurecht, wenn sie sich auf bestimmte Aktivitäten vorbereiten können. Deshalb ist eine individuelle, regelmäßige Tagesstruktur sinnvoll, um die Betroffenen durch immer wiederkehrende Rituale zu unterstützen und ihnen den Tagesablauf zu erleichtern.

> ❯ Selbstverständlich orientiert sich die Tagesstrukturierung
> für jeden einzelnen Betroffenen an seinen persönlichen Gewohnheiten und Vorlieben.

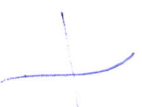

Im folgenden Abschnitt werden mögliche Orientierungspunkte im Tagesverlauf aufgelistet, die bei der Tagesstrukturierung von Bedeutung sind.

Tagesstruktur

- Morgenritual
- Frühaufsteher-Kaffeebar, kleines Frühstück
- Zeitungsrunde
- Langschläfer-Frühstücksbuffet
- Beschäftigungsangebot
- Zwischenmahlzeit
- Vorbereitung und Einnehmen des Mittagessens
- Mittagsruhe
- Nachmittagskaffee
- Beschäftigungsangebot
- Abendessen
- Nachtcafé
- Spätmahlzeit
- Schlafritual

Aus diesen Fixpunkten des Tagesverlaufs sollte eine individuelle, verlässliche und für den Betroffenen vorhersehbare Tagesstruktur mit ihm gemeinsam oder mit den Angehörigen bzw. Bezugspersonen, erarbeitet werden.

Bei immer wiederkehrenden Abweichungen muss eventuell eine Aktualisierung der Tagesstruktur erfolgen.

❯ **Abweichungen von der Tagesstruktur müssen dem Betroffenen erklärt und begründet werden, sofern nicht seine eigene körperliche Verfassung oder sein eigener Wunsch der Auslöser für die Abweichung sind.**

Zusätzlich zur Tagesstruktur sollte auch ein länger überschaubarer Zeitraum strukturiert werden, da nicht alle Alltagsaktivitäten täglich stattfinden.

6.3.1   Wochenstruktur

Auch für ambulant betreute Einzelpersonen sollte eine Wochenstruktur erstellt werden.

Stetigkeit erleichtert die Orientierung im Alter. Deshalb sollten regelmäßige Beschäftigungsangebote im Wochenverlauf geplant werden. Hinzu kommen dann die spontanen, flexiblen Angebote, die sich an den individuellen Bedürfnissen einzelner Betroffener orientieren, etwa biografieorientierte Angebote in kleinen Gruppen oder Einzelbetreuung. Diese Angebote werden in der Wochenstruktur nicht erwähnt.

Praxistipp

Die Wochenstruktur sollte gut leserlich an einer gut sichtbaren Stelle aufgehängt werden.

Zusätzlich zur Wochenstruktur kann auch eine Monatsübersicht sinnvoll sein. Beispiel für eine Wochenstruktur:

Uhrzeit	Montag	Dienstag	Mittwoch	Donnerstag	Freitag	Samstag	Sonntag
7.00	Kaffeebar	Kaffeebar	Kaffeebar	Kaffeebar	Kaffeebar	Kaffeebar	
8.00	Zeitungs-runde	Zeitungs-runde	Zeitungs-runde	Zeitungs-runde	Zeitungs-runde	Zeitungs-runde	Frühstück
8.30	Frühstücks-buffet	Frühstücks-buffet	Frühstücks-buffet	Frühstücks-buffet	Frühstücks-buffet	Frühstücks-buffet	Frühstück
10.00	Gedächtnis-training	Singkreis	Kochgruppe	Sportgruppe	Sitztanz	Ausflug	Gottesdienst
12.00	Mittagessen	Mittagessen	Mittagessen	Mittagessen	Mittagessen	Mittagessen	Mittagessen
	Mittagsruhe	Mittagsruhe	Mittagsruhe	Mittagsruhe	Mittagsruhe	Mittagsruhe	Mittagsruhe
15.00	Kaffee	Kaffee	Kaffee	Kaffee	Kaffee	Kaffee	Kaffee- und Tanztee
15.30	Walking	Spiele-nachmittag	Kreativ-gruppe	Rätselrunde	Märchen-stunde	Erzählkreis	Heimat-museum
18.00	Abendessen	Abendessen	Abendessen	Abendessen	Abendessen	Abendessen	Abendbuffet
20.00	Filmabend Clubabend	Tanzabend Mitternacht-suppe	Bingo Teestunde	Skat Stammtisch	Kegeln Dämmer-schoppen	Schönheits-salon Cocktails	Lesestunde mit klassischer Musik und Wein

6.4 Milieugestaltung

Zur Verbesserung des Wohlbefindens von demenzerkrankten Menschen muss sich die Umgebung an die Bedürfnisse des Betroffenen anpassen, da dieser nicht mehr in der Lage ist, sich an die Umgebung anzupassen.

Gerade in Neubauten muss auf die Umgebungsgestaltung geachtet werden. Auch eine Betonwand kann durch eine Blümchentapete, alte Wandlampen und alte Bilder an Atmosphäre gewinnen. Zu beachten ist hierbei allerdings die farbliche Gestaltung und die Lichtverhältnisse, um ein Sturzrisiko auszuschließen.

> Demenzerkrankte äußern häufig, dass sie nach Hause gehen möchten. Damit ist nicht immer der Wunsch gemeint, tatsächlich in die eigene Wohnung oder das eigene Haus zu gehen, sondern dies ist Ausdruck des Gefühls, dass man sich fremd fühlt und Geborgenheit sucht.

In einigen Einrichtungen suchten Betreuer gemeinsam mit den demenzerkrankten Menschen den letzten Wohnort auf, wenn diese immer wieder nach Hause gehen wollten. Dabei fiel auf, dass die Betroffenen zum Teil das Gebäude gar nicht als ihr ehemaliges Zuhause erkannten und weiterhin danach suchten.

Der Wunsch, nach Hause zu gehen, ist Ausdruck der Sehnsucht nach der ursprünglichen Heimat und der Ursprungsfamilie.

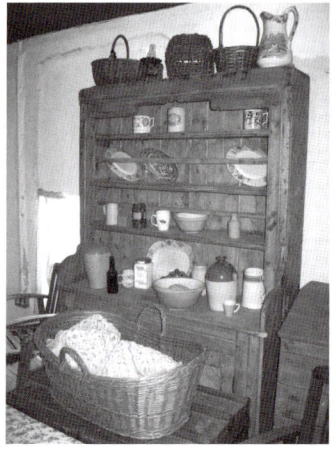

■ **Abb. 6.15** Milieugestaltung durch
die Einrichtung

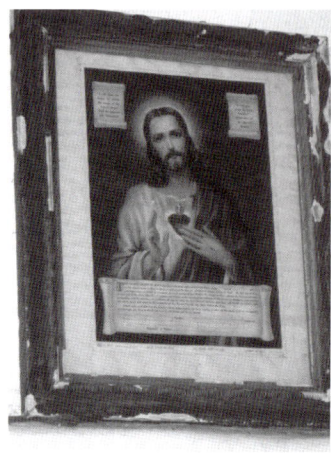

■ **Abb. 6.17** Milieugestaltung durch
Bilder

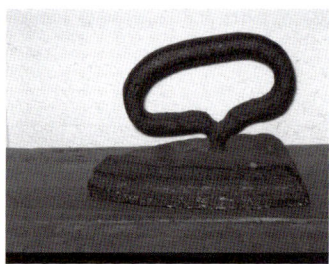

■ **Abb. 6.16** Milieugestaltung durch
alte Haushaltsgeräte

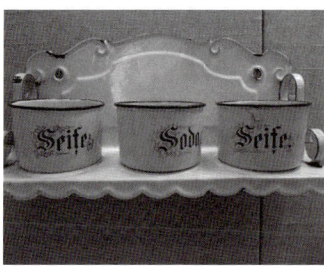

■ **Abb. 6.18** Milieugestaltung
durch alte Alltagsgegenstände.
(© Dieter Schütz/PIXELIO)

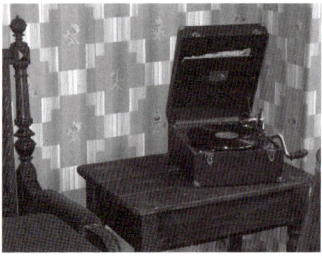

■ **Abb. 6.19** Milieugestaltung
durch alte Musikgeräte
(© Dieter Schütz/PIXELIO)

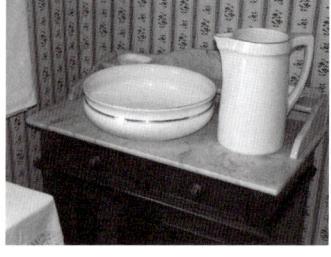

■ **Abb. 6.20** Milieugestaltung
durch alte Waschutensilien.
(© Dieter Schütz/PIXELIO)

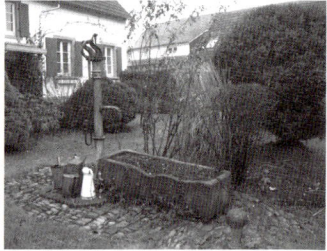

■ **Abb. 6.21** Gartengestaltung

Deshalb sollte die neue Umgebung an die Gewohnheiten der Betroffenen angepasst werden, das heißt, die Möbel, Einrichtungsgegenstände und die Gestaltung sollten an die Zeit der Kindheit, der Jugend und des jungen Erwachsenenlebens erinnern (■ Abb. 6.16, ■ Abb. 6.17, ■ Abb. 6.18, ■ Abb. 6.19, ■ Abb. 6.20, ■ Abb. 6.21). Dazu gehört außerhalb der häuslichen Umgebung auch der Garten, der unter diesem Gesichtspunkt gestaltet werden kann (◘ Abb. 6.21). Die Begleitung in der Natur, etwa im Garten, Park oder Wald, hat erwiesenermaßen eine aktivierende Wirkung.

> ❯ Die Gegenstände sind jedoch nicht nur zum Anschauen vorhanden, sie können von den dementen Menschen auch praktisch genutzt werden. Einige Einrichtungen haben mit alten Gegenständen ein »Heimatmuseum« eingerichtet, das zur Benutzung einlädt.

Beschäftigungsmaterial in Rahmen der Milieugestaltung:

- Geschirrtücher, Schürzen, Topflappen
- Strickzeug, Körbe mit Wolle, Stickrahmen
- Alte Bücher, Bildbände
- Gesellschaftsspiele
- Handtaschen, Portemonnaies
- Schlüsselbrett
- Gewürzregal
- Hüte, Schmuck, Halstücher
- Ess- und Trinkinseln, Obstschale
- Spitzendeckchen
- Vitrine oder Setzkasten mit kleinen Dingen zum Ansehen
- Kommode mit vielen Schubladen, in denen Dinge zur Beschäftigung aufbewahrt werden
- Küchenschrank mit altem Geschirr, Kaffeemühle
- Schreibtisch mit Telefon, Papier, Stiften, Büroklammern etc.
- Schminktisch mit Spiegel
- Esstisch, mit altem Geschirr eingedeckt
- Nähkästchen oder Nähmaschine
- Alte Koffer mit Landkarten, Strohhut, Ausweis
- Hutschachteln
- Erinnerungstruhe oder -schrank, gefüllt mit Gegenständen von früher

Demenzerkrankte finden Gefallen am Herumtragen und Einsammeln von Gegenständen oder beruhigen sich, wenn sie Dinge, die sie verzweifelt suchen, in ihrer Umgebung finden, etwa die Handtasche, das Portemonnaie oder den Schlüsselbund.

Oft vermuten die Betroffenen, sie seien bestohlen worden, wenn sie etwas nicht finden können. Die Milieugestaltung trägt dazu bei, vermisste Gegenstände zu finden.

Praxistipp

Unter Milieugestaltung versteht man außerdem die Gestaltung der sozialen Beziehungen durch einen Umgang, der sich an den Bedürfnissen der Betroffenen orientiert (▶ Kap. 3).

6.4.1 Orientierungshilfen

Zusätzlich zur räumlichen Orientierung benötigen die Betroffenen Unterstützung bei der zeitlichen Orientierung. Gerade im Tagesverlauf passiert es immer wieder, dass die Betroffenen die Tageszeit falsch einschätzen, besonders wenn sie kurz geschlafen haben.

> ❯ **Deshalb ist es wichtig, in den Räumen, in denen der Betroffene sich häufig aufhält, für Hinweise zu sorgen, die die Orientierung in der Zeit erleichtern.**

Mögliche Orientierungshilfen:
- Jahreszeitliche Gestaltung
- Gut sichtbarer Kalender, große Uhr
- Große Tafeln mit Datum und anderen Hinweisen (Speiseplan, Angebote)
- Plakate mit Tag, Monat und Jahr und entsprechenden jahreszeitlichen Elementen
- Türschilder zur räumlichen Orientierung

Dadurch entsteht nicht nur ein Bezug zur Jahreszeit, sondern auch zu Ereignissen des Jahres, wie beispielsweise Ostern oder Weihnachten.

Bei der jahreszeitlichen Gestaltung muss darauf geachtet werden, dass keine kindlichen Motive verwendet werden, etwa Window Color o. Ä. Geeignet sind Dinge aus der Natur, die die Jahreszeit in typischer Weise widerspiegeln, z. B. Schneeglöckchen, Narzissen und Tulpen, Muscheln, Laub und Kastanien, Weihnachtsbaum.

> ❯ **Bei der Gestaltung von Türschildern sollte ebenfalls darauf geachtet werden, dass keine kindlichen Symbole zum Einsatz kommen und dass die Betroffenen beim Auswählen und Erstellen des Schildes beteiligt werden.**

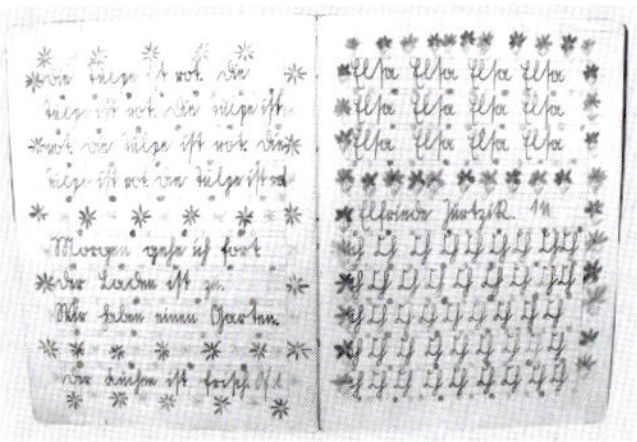

Geeignet sind Fotos, persönliche Gegenstände und Symbole, die die Person mit sich selbst assoziiert, etwa ein Hundebild für einen Hundeliebhaber, das eigene Hochzeitsbild, ein Bild aus der Heimat oder ein großes Schild mit dem eigenen Namen. Einige demente Menschen haben jedoch Probleme mit der Schrift, da sie früher in der sogenannten »**Sütterlin-Schrift**« (◘ Abb. 6.22) geschrieben haben.

◘ **Abb. 6.22** Deutsche Schrift bzw. Sütterlin. Schulheft von 1929

6.4.2 Tiere

Der Kontakt mit Tieren ist für einige Demenzerkrankte eine positive Erfahrung und wird auch von Betroffenen gut akzeptiert, die früher Angst vor Tieren hatten.

Deshalb bieten viele Tierschutzvereine sogenannte »Besuchsdienste« an, bei denen außer Hunden auch Katzen, Kaninchen, Meerschweinchen, Ziegen oder Hängebauchschweine zum Einsatz kommen. Wenn in der Einrichtung oder im Haushalt selbst Tiere gehalten werden, entsteht eine positive Erfahrung durch die Tatsache, noch eine

Tiere haben eine beruhigende Wirkung, sie bedeuten Zuwendung und eine verbale Kommunikation ist nicht erforderlich.

Aufgabe zu haben, sich um etwas kümmern zu müssen oder zu dürfen, und durch den Kontakt durch Berührung und Streicheln.

Wenn eine Tierhaltung geplant wird, muss vorab geklärt werden, wer für Kosten aufkommt, wer für die Hygiene zuständig ist sowie für die Übernahme von erforderlichen Tierarztbesuchen und Impfungen.

> ❯ **Bei psychisch Kranken kann der Umgang mit Tieren jedoch auch zu großen Ängsten oder Wahngedanken führen, die Konfrontation mit dem Tier sollte dann umgehend beendet werden.**

6.5   Personenzentrierte Interventionen

> **Personenzentrierte Interventionen**
>
> Unter personenzentrierten Interventionen versteht man therapeutische Maßnahmen, die auf die Person selbst und ihre Verhaltensweisen abzielen.

In diesem Abschnitt werden die Validation nach Naomi Feil und die Methode des Dementia Care Mapping DCM kurz vorgestellt.

> ❯ **Ein gezielter Einsatz von personenzentrierten Interventionen erfordert eine intensive Ausbildung und Erfahrungswerte bei der jeweiligen Methode.**

6.5.1   Validation

> **Validation**
>
> Der Begriff Validation stammt aus dem Englischen und wurde von der amerikanischen Sozialarbeiterin Naomi Feil begründet. In der Übersetzung versteht man darunter »Wertschätzung« bzw. »Etwas für gültig erklären«.

Validation ist eine Methode, um mit desorientierten Menschen zu kommunizieren. Validation basiert auf einem empathischen, also einfühlenden Ansatz und einer ganzheitlichen Erfassung des Individuums. Indem man »in die Schuhe« eines anderen Menschen schlüpft und »mit seinen Augen sieht«, kann man in seine Welt vordringen und die Gründe für ein manchmal seltsames Verhalten enträtseln.

Naomi Feil wuchs in einem Pflegeheim in Cleveland (Ohio) auf, da ihre Eltern dort beide arbeiteten, nachdem sie als Juden 1936 aus Deutschland geflohen waren. Sie wurde, genau wie ihre Mutter, Sozialarbeiterin und entwickelte zwischen 1963 und 1980 die Methode der Validation.

Grundlage der Methode ist der Gedanke, dass Verhaltensauffälligkeiten dadurch entstehen, dass der Demenzerkrankte unerledigte Dinge seines Lebens noch aufarbeiten muss. Der Validationsanwender (VA) hilft ihm durch spezielle Gesprächstechniken dabei, Stress abzubauen, und ermöglicht es dadurch, Würde und Glück wiederzuerlangen.

Validationsbeispiel:

Frau Weber: »Ich muss dringend nach Hause.«

VA (Validationsanwender): »Sie müssen nach Hause?«

Frau Weber: »Selbstverständlich, mein Mann und meine Kinder warten doch auf mich. Ich habe jetzt wirklich keine Zeit mehr.«

VA: »Ihr Mann und Ihre Kinder warten also.«

Frau Weber: »Genau, deshalb muss ich mich jetzt sehr beeilen, ich muss etwas zu essen machen.«

VA: »Sie sind wohl eine sehr gute Köchin?«

Frau Weber: »Doch, das kann man wohl sagen. Bei mir hat es immer allen gut geschmeckt, und das war wahrhaftig nicht immer leicht, vor allem in den schlechten Zeiten, etwas Gutes auf den Tisch zu bringen. Das können Sie mir glauben.«

VA: »Das glaube ich Ihnen, Sie haben sicher schwierige Zeiten hinter sich gebracht.«

Frau Weber: »Das habe ich wohl, mein Mann ist ja im Krieg gefallen, mein Bruder Josef auch und ich musste die Kinder ganz alleine großziehen.«

VA: »Das war eine schwierige Aufgabe und Sie haben sie gut bewältigt.«

Frau Weber: »Das war keine leichte Aufgabe, aber es ist aus allen etwas geworden und ich bin froh, dass meinen Buben erspart geblieben ist, dass sie auch in den Krieg ziehen mussten. Sie waren ja noch so klein, der Große war gerade 14 geworden und der Kleine war ja auch erst zwölf Jahre alt.«

VA: »Da hatten Sie sicher große Sorgen.«

Frau Weber: »Oh ja, ich hatte große Angst um meine Kinder. Auch dass sie im Krieg krank werden könnten.«

VA: »Das kann ich mir gut vorstellen.«

Frau Weber: »Aber ich habe immer gut aufgepasst und habe mir das Essen vom Mund abgespart. Und nebenher habe ich immer noch genäht, damit ich den Kindern ein bisschen Wurst oder ein paar Eier kaufen konnte.«

VA: »Ihr Mann wäre sicher sehr stolz auf Sie, dass Sie so fleißig und mutig waren.«

Frau Weber: »Das kann gut sein.«

VA: »Da hat er auch guten Grund dazu.«

Auf dem Prinzip der Wertschätzung basiert auch die Integrative Validation nach Nicole Richard, bei der vorhandene Ressourcen gezielt genutzt werden sollen. Der emotionale Gehalt von Aussagen und Verhalten eines dementen Menschen werden bei dieser Methode aufgegriffen und validiert, um einen Zugang zu seiner Erlebniswelt zu gewinnen. Voraussetzung hierfür ist das Vorhandensein der Sprachfähigkeit.

6.5.2 DCM

> **DMC**
>
> Die Methode des Dementia Care Mapping (DCM) wurde von Tom Kitwood Ende der 80er Jahre in Großbritannien entwickelt, 1997 in Deutschland eingeführt und bedeutet übersetzt in etwa »Demenz – Pflege – Aufzeichnungen«.

Ein »Mapper« oder Beobachter beobachtet über einen Zeitraum von zweimal sechs Stunden in fünfminütigen Abständen eine demente Person oder eine Gruppe von Demenzerkrankten in der Interaktion miteinander und mit den Betreuungspersonen. Seine Verhaltensbeobachtungen, etwa Mimik, Gestik, Sprache oder Wachheit, werden in 24 verschiedenen Kategorien und nach festen Regeln dokumentiert. Dabei wird auch das Wohlbefinden auf einer Skala von -5 bis +5 mit bewertet.

Das DCM-Verfahren hat die Steigerung des relativen Wohlbefindens von Menschen mit Demenz zum Ziel. Die Ergebnisse der Messungen werden ausgewertet und dienen dann als Handlungsanleitung für den Umgang mit dem Betroffenen.

> ❯ **Tom Kitwood hat für den Umgang mit Demenzerkrankten genaue Regeln festgelegt. Er unterscheidet eine maligne, also bösartige, und eine benigne, gutartige Sozialpsychologie.**

Die an dieser Stelle aufgeführte maligne und benigne Sozialpsychologie entstammt der Übersetzung aus dem Englischen, die ursprünglichen Begriffe sind eingeklammert.

Maligne Sozialpsychologie nach Kitwood

1. Betrug (treachery) – Einsatz von Formen der Täuschung, um eine Person abzulenken, zu manipulieren oder zur Mitwirkung zu zwingen.
2. Zur Machtlosigkeit verurteilen (disempowerment) – Jemandem nicht gestatten, vorhandene Fähigkeiten zu nutzen; die Unterstützung beim Abschluss begonnener Handlungen zu untersagen.
3. Infantilisieren (infantilisation) – Jemanden sehr väterlich bzw. mütterlich autoritär behandeln, etwa wie ein unsensibler Elternteil dies mit seinem kleinen Kind tun würde.
4. Einschüchtern (intimidation) – Durch Drohung oder körperliche Gewalt bei jemandem Furcht hervorrufen.

5. Etikettieren (labelling) – Einsatz einer Kategorie wie Demenz oder »organisch bedingte psychische Erkrankung« als Hauptgrundlage der Interaktion mit der Person und zur Erklärung ihres Verhaltens.

6. Stigmatisieren (stigmatization) – Jemanden behandeln, als sei er ein verseuchtes Objekt, ein Fremder oder Ausgestoßener.

7. Überholen (outpacing) – Informationen liefern, Alternativen zur Wahl stellen etc., jedoch für die betreffende Person zu schnell, um zu verstehen; der Betroffene gerät unter Druck, Dinge rascher zu tun, als er ertragen kann.

8. Entwerten (invalidation) – Die subjektive Realität des Erlebens und vor allem die Gefühle einer Person nicht anerkennen.

9. Verbannen (banishement) – Jemanden fortschicken oder körperlich bzw. seelisch ausschließen.

10. Zum Objekt erklären (objectification) – Jemanden behandeln, als sei er ein Klumpen toter Materie, der gestoßen, angehoben, gefüllt, aufgepumpt oder abgelassen werden kann, ohne wirklich auf die Tatsache Bezug zu nehmen, dass es sich um ein einfühlsames Wesen handelt.

11. Ignorieren (ignoring) – In jemandes Anwesenheit einfach in einer Unterhaltung oder Handlung fortfahren, als sei der bzw. die Betreffende nicht vorhanden.

12. Zwang (imposition) – Jemanden zu einer Handlung zwingen und dabei die Wünsche der betroffenen Person beiseiteschieben bzw. ihr Wahlmöglichkeiten verweigern

13. Vorenthalten (withholding) – Jemandem eine erbetene Information oder die Befriedigung eines erkennbaren Bedürfnisses verweigern.

14. Anklagen (accusation) – Jemandem Handlungen oder deren Unterlassen, die sich aus einer fehlenden Fähigkeit oder einem Fehlinterpretieren der Situation ergeben, zum Vorwurf machen.

15. Unterbrechen (disruption) – Plötzlich oder in störender Weise in die Handlung oder Überlegung von jemandem einbrechen; ein rohes Aufbrechen des Bezugrahmens einer Person.

16. Lästern (mockery) – Sich über die »merkwürdigen« Handlungen oder Bemerkungen einer Person lustig machen; hänseln, erniedrigen, Witze auf Kosten einer anderen Person machen.

17. Herabwürdigen (disparagement) – Jemandem sagen, er sei inkompetent, nutzlos, wertlos etc.; Botschaften vermitteln, die der Selbstachtung einer Person schaden.

Benigne Sozialpsychologie nach Kitwood

1. Anerkennen (recognition) – Ein Mann oder eine Frau mit Demenz wird als Person anerkannt, z. B. durch Grüßen mit Namen aber auch durch achtsames Zuhören über längere Zeit. Anerkennen ist niemals rein verbal und kann auch völlig wortlos erfolgen. Grundlegend für Anerkennen ist der direkte Blickkontakt.

2. Verhandeln (negotiation) – Das charakteristische Merkmal dieser Art von Interaktionen besteht darin, dass Menschen mit Demenz nach ihren Vorlieben, Wünschen und Bedürfnissen gefragt werden, statt den Vermutungen anderer angepasst zu werden. Geschicktes Verhandeln berücksichtigt die Ängste und Unsicherheiten von Menschen mit Demenz, sowie das langsamere Tempo, in dem sie mit Informationen umgehen. Verhandeln gibt dem Anderen ein gewisses Maß an Kontrolle zurück.

3. Zusammenarbeiten (collaboration) Kennzeichnend dafür ist, dass Pflege nicht etwas ist, das einer Person »angetan« wird. Es ist ein Prozess, an dem eigene Initiative und eigene Fähigkeiten beteiligt sind.

4. Spielen (play) – Hat kein außerhalb der Aktivität liegendes Ziel, ist eine Übung in Spontaneität und Selbstausdruck. Viele Erwachsene verfügen auf diesem Gebiet über schlecht entwickelte Fähigkeiten. Ein gutes Pflegeumfeld ist eines, das diesen Fähigkeiten erlaubt zu wachsen.

5. Timalation (timalation) – Dieser Begriff bezieht sich auf Formen der Interaktionen, bei denen die primäre Zugangsweise sensorisch oder sinnesbezogen ist, ohne dass Begriffe und intellektuelles Verstehen eine Rolle spielen, z. B. bei einer Aromatherapie, Massage oder Snoezelen. Die Bedeutung dieser Art von Interaktion liegt darin, dass sie Kontakt, Sicherheit und Vergnügen bieten kann, während sie nur wenig erfordert.

6. Feiern (celebration) – Form von Interaktion, bei der die Trennung zwischen Betreuendem und Betreutem sich aufzulösen beginnt. Die Stimmung ist aufgeschlossen und gesellig, alle werden von einer ähnlichen Stimmung erfasst, nicht nur bei besonderen Gelegenheiten sondern auch bei alltäglichen Freuden.

7. Entspannen (relaxation) – Diese Form von Interaktion mit dem niedrigsten Intensitätsgrad und mit geringem Tempo. Für Menschen mit Demenz ist es oft schwierig, alleine zu entspannen. Demenzerkrankte mit ihrem ausgeprägten sozialen Bedürfnis vermögen oft nur zu entspannen, wenn andere in der Nähe sind oder wenn unmittelbarer Körperkontakt hergestellt wird.

Aus diesen oben beschriebenen Zugangswegen wird deutlich, dass es immer um zwei Komponenten geht, um die Kommunikation und die Erinnerungspflege. Kitwood beschreibt noch drei weitere Zugangswege die vorwiegend psychotherapeutisch ausgerichtet sind:

1. Validation (validation) – Es geht darum, die Erfahrungen eines andern Menschen zu würdigen, ihre »subjektive Wirklichkeit« zu akzeptieren. Der Kern der Dinge liegt im Anerkennen der Emotionen und Gefühl einer Person und im Antworten auf der Gefühlsebene. Es braucht dazu in hohem Maße Empathie.

2. Halten (holding) – Im psychologischen Sinn bedeutet halten hier ein »Behältnis« bieten. So können evtl. verborgene Traumata oder Konflikte nach außen gebracht werden und Bereiche von Verwundbarkeit gezeigt werden. Das psychologische Halten kann auch körperliches Halten umfassen.

3. Erleichtern (facilitation) – Die einfachste Bedeutung dieses Begriffs heißt, eine Person in die Lage zu versetzen, etwas zu tun, das sie ansonsten nicht tun könnte. Die Aufgabe des Erleichterns besteht darin, die Interaktion in Gang zu bringen, zu verstärken und der Person schrittweise zu helfen, sie mit Bedeutung zu füllen.

6.6   Organisation

Die Durchführung von Aktivitäten mit dementen, psychisch veränderten und minderbegabten Menschen bedarf immer einer guten Planung und Organisation.

6.6.1   Vorbereitung

Bei der Vorbereitung muss vor allem berücksichtigt werden, dass der Demenzbegleiter nicht einmal kurz weggehen kann, um vergessene Materialien zu holen, da Demenzerkrankte nicht unbeaufsichtigt bleiben sollten.

> **Eine Materialliste ist deshalb in der Vorbereitung unverzichtbar.**

In der Planung sind folgende Punkte von Bedeutung:
Planung:
- Zeitrahmen
- Räumlichkeit oder Außenaktivität
- Teilnehmer
- Zahl der Betreuungskräfte
- Material
- Transport der Teilnehmer
- Beaufsichtigung
- Weglaufgefährdung
- Sonstige Gefährdungen
- Versorgung mit Essen und Getränken

Praxistipp

Die Orientierung an einem strukturierten Maßnahmenplan erleichtert die Vorbereitung. Ein Formular für die Maßnahmenplanung befindet sich im Anhang (▶ Anhang 5).

6.6.2 Durchführung

Wichtigster Faktor bei der Durchführung ist die Motivation der Teilnehmer. Man sollte aus diesem Grund Aktivitäten aussuchen, die einem auch persönlich liegen.

❯ **Wer nicht motiviert ist, kann nicht motivieren.**

Genauso bedeutend ist die Beobachtung der Teilnehmer. Die Qualität der Begleitung lässt sich möglicherweise durch die Verhaltensbeobachtung beurteilen und kontinuierlich verbessern.

Kriterien der Beobachtung:
- Welche Verhaltensweisen treten auf?
- Sind die Teilnehmer entspannt, interessiert und zugänglich?
- Macht ihnen die Aktivität Freude?
- Entspricht die Aktivität ihren Fähigkeiten?
- Können dadurch Ressourcen gefördert oder erhalten werden?
- Entsprechen die Maßnahmen den individuellen Bedürfnissen?

6.6.3 Nachbereitung

Außer der Entsorgung des Materials, der hygienischen Reinigung und ggf. der Desinfektion der Räume und Flächen, ist der Transport der Teilnehmer eine Maßnahme, die in Absprache mit anderen, an der Versorgung beteiligten Personen, zu klären ist (▶ Kap. 10).

❯ **Aufgabe des Demenzbegleiters ist außerdem die zeitnahe, eigenhändige Dokumentation der Leistungen in dem vorgesehenen Formular der Pflegedokumentation beziehungsweise die Eintragung von Besonderheiten im Berichteblatt (▶ Kap. 5 und ▶ Anhang 3).**

Ernährung

Essen um zu leben, nicht leben, um zu essen
Mahatma Gandhi

Das Bedürfnis nach Nahrung ist eines der existenziellsten Grundbedürfnisse, die uns ein Leben lang begleiten. Ausgewogenes Essen und Trinken trägt zum Wohlbefinden bei und hat auch direkte Auswirkungen auf die Gesundheit. Obwohl mittlerweile die Zusammenhänge von Wohlbefinden, Gesundheit und Ernährung allgemein bekannt sind, findet eine der jeweiligen Lebenssituation des Menschen angemessene Ernährung kaum statt. Die Folgen für pflegebedürftige und ältere Menschen und ganz besonders die für demenziell erkrankte Menschen, sind beträchtlich. Deswegen ist es notwendig, sich mit dem Thema Ernährung bei Demenz besonders auseinander zu setzen.

7.1   Bestandteile der Ernährung

Mit der Ernährung versorgen wir unseren Körper mit der zum Leben notwendigen Energie. Diese benötigen wir kontinuierlich, um alle unsere Lebensfunktionen, wie Atmung, Kreislauf, **Stoffwechsel** und die Regulierung der Körpertemperatur, aufrecht zu erhalten. Desweiteren führen wir dem Körper Stoffe zu, die für die Neubildung und Aufrechterhaltung der Körperzellen erforderlich sind (◘ Abb. 7.1).

7.1.1   Makronährstoffe (Kohlenhydrate, Fett und Eiweiß)

Kohlenhydrate, Eiweiße (Proteine) und Fette sind die mengenmäßig bedeutendsten Nährstoffe und Energiequellen.

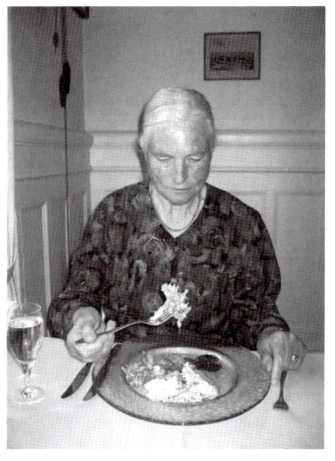

◘ **Abb. 7.1** Lebensmittel – Mittel zum Leben

Kohlenhydrate

Nach wie vor sind Kohlenhydrate (auch als Saccharide oder Zucker bezeichnet) die Grundlage einer gesunden Ernährung. Sie dienen, wie die Fette, als Energielieferanten für unseren Körper. Im Laufe des Lebens sinkt – durch verringerte körperliche Aktivität und geringere Stoffwechselaktivität – der Energiebedarf des Menschen ab. Der Protein-, Vitamin- und Mineralstoffbedarf bleibt allerdings unverändert. Bei Erkrankungen (besonders bei der Demenzerkrankung) und bei Infektionen steigt der Energiebedarf wieder an. Kohlenhydrate stecken in Brot, Reis, Nudeln, aber auch in Obst und Gemüse.

Fette (Öle)

Energie aus den Fettdepots wird erst nach einer halben Stunde körperlicher Arbeit ohne Pause verbraucht.

Fette gehören zu den Grundnahrungsmitteln, aus denen unser Körper Energie gewinnt, sind jedoch dafür nicht unbedingt erforderlich, da wir unseren Energiebedarf hauptsächlich aus Kohlenhydraten decken. Zu viel Energie wird als Speicher- und Reservesubstanz unter der Haut im Depotfett gespeichert und wartet auf den Verbrauch.

Doch Fette liefern Rohstoffe für den Bau verschiedener Körpersubstanzen und die Vitamine A, D, E und K. Außerdem dienen sie als Schutzpolster für innere Organe und das Nervensystem. Chemisch betrachtet bestehen Fette u. a. aus **Triglyzeriden**, **Cholesterin** und Fettsäuren.

Fettsäuren werden in essenzielle und nicht essenzielle Fettsäuren unterschieden. Essenzielle Fettsäuren müssen mit der Nahrung aufgenommen werden. Der Mensch kann sie nicht selbst bilden, sie sind jedoch für ihn lebensnotwendig (essenziell). Bei Mangel an essenziellen Fettsäuren kommt der aktive Stoffwechsel zum Erliegen.

Mangelerscheinungen:
- Hautveränderungen (z. B. übermäßige Verhornung) und Haarausfall
- Infektionsanfälligkeit

Fettsäuren unterteilt man zusätzlich auch noch in gesättigte und einfach oder mehrfach ungesättigte Fettsäuren (**□** Abb. 7.2). Die ungesättigten Fettsäuren gelten als die gesünderen (z. B. Omega-3-Fettsäuren, Gamma-Linolensäure). Gesättigte Fettsäuren dagegen sind für den Körper nicht ideal, da sie den Cholesterinspiegel im Blut erhöhen können.

Fette sind in der Nahrung unverzichtbar!

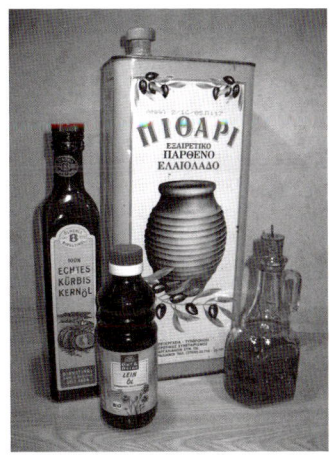

□ Abb. 7.2 Pflanzenöle – gesunde Fette

Proteine

Proteine (Eiweiße) sind die Grundbausteine allen Lebens. Die in ihnen enthaltenen (essenziellen) **Aminosäuren** werden zur Bildung von Gewebe benötigt. Außerdem sind Proteine an verschiedenen Stoffwechselvorgängen beteiligt.

Unsere Muskulatur, das Bindegewebe, die Sehnen, Knorpel und Bänder, Haut, Haar und Fingernägel sowie die inneren Organe benötigen lebenslang eine lückenlose Proteinzufuhr. Sinkt die Proteinzufuhr, wirkt sich das auf viele Funktionen des Körpers aus

Funktionen, die von mangelnder Proteinzufuhr betroffen sind:
- Schwächung des Immunsystems und damit Anfälligkeit für Krankheiten
- Schlechte Wundheilung und damit verzögerte Genesung

❯ **Eine eiweißarme Ernährung über eine lange Zeit hat den Abbau von Muskelmasse und damit eine allgemeine körperliche Schwäche zur Folge. Mit dem Verlust der Muskelkraft können Bewegungsabläufe gestört sein und die Gefahr für Stürze und Knochenbrüche steigt.**

Proteine können aus tierischen und pflanzlichen Quellen zugeführt werden. Tierische Quellen sind z. B. Milch und Eier, Fleisch und Meerestiere (sie enthalten neun essenzielle Aminosäuren). Pflanzliche Quellen sind z. B. Soja, Hülsenfrüchte, Getreide und Nüsse.

Das Wort Protein stammt von dem griechischen Wort »proteuo« (ich nehme den ersten Platz ein) und soll die Bedeutung der Proteine für das Leben unterstreichen.

Proteine dienen zum Aufbau und Erhalt der Körperzellen.

Ballaststoffe

Der Begriff »Ballaststoffe« stammt noch aus einer Zeit, in der man diese Nahrungsbestandteile als »überflüssigen Ballast« angesehen hat, da man annahm, dass sie für den menschlichen Körper nicht verwertbar seien. Heute weiß man, Ballaststoffe füllen den Magen, verzögern die Entleerung und lassen den Blutzucker langsam steigen. Hierdurch sättigen sie anhaltend. Unlösliche Ballaststoffe wirken vor allem im Darm, dort regen sie die Darmtätigkeit an. Ballaststoffe sind in pflanzlichen Lebensmitteln enthalten, wie in Getreide (z. B. Vollkornbrot), Kartoffeln, Obst, Gemüse und in Hülsenfrüchten.

7.1.2 Mikronährstoffe (Vitamine, Mineralstoffe, Spurenelemente, sekundäre Pflanzenstoffe)

Mikronährstoffe sind unverzichtbare Helfer für die Gesundheit und das Wohlbefinden.

Ohne Vitamine ist keine Freude, keine Aktivität, keine Dynamik, keine Konzentration und keine Begeisterung möglich.

Vitamine

Vitamine regeln den Stoffwechsel, denn sie sind an allen wesentlichen Auf-, Ab- und Umbauprozessen beteiligt. Von daher sind sie lebensnotwendig, können aber vom Körper nicht in ausreichender Menge selbst gebildet werden. Umso wichtiger ist es, dass sie in Form von Nahrung zugeführt werden. Frisches Obst und Gemüse sowie Fisch leisten hier einen wichtigen Beitrag zur Vorbeugung von vielen Krankheiten (◘ Abb. 7.3).

Mineralstoffe (Natrium, Kalium, Kalzium, Magnesium und Phosphor)

Mineralstoffe sind lebensnotwendige, nicht-energieliefernde Substanzen, die meist vom Körper nicht selbst hergestellt werden können und deshalb von außen zugeführt werden müssen (◘ Tab. 7.1). Gebraucht werden sie in geringen Mengen für Aufbauprozesse und Stoffwechselvorgänge und führen bei Mangel zu verschiedenen Störungen.

Spurenelemente (Eisen, Zink, Kupfer, Mangan, Jod, Chrom, Selen, Bor und Chlorid)

Spurenelemente sind nicht-energieliefernde Substanzen, die in Kleinstmengen (Spuren) benötigt werden und für den normalen Ablauf von Lebensvorgängen unentbehrlich sind. Ein Fehlen von essenziellen Spurenelementen bei Menschen ruft schwere physiologische Schäden hervor. Bekannte Mangelerscheinungen sind Blutarmut bei Eisenmangel oder Stoffwechselstörungen (z. B. der Schilddrüse) bei Jodmangel. Durch eine ausgewogene Ernährung, in der frisches Gemüse, Vollkornprodukte und Seefisch enthalten sind, kann der Bedarf an Spurenelementen gedeckt werden.

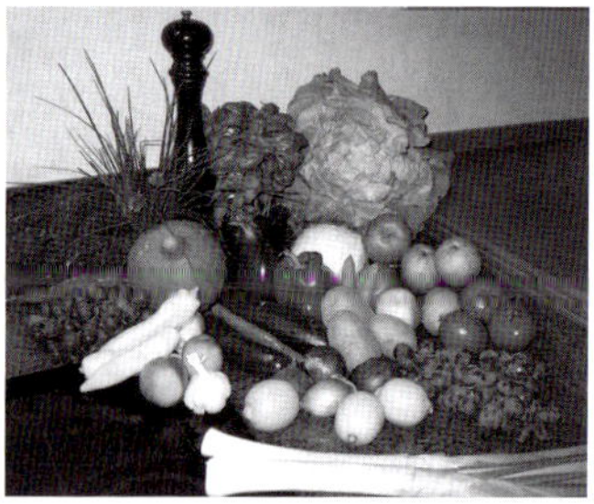

◘ **Abb. 7.3** Fünf Portionen Gemüse und Obst täglich

⬛ Tab. 7.1 Übersicht über wichtige Mineralstoffe		
Mineralstoff	**Bedeutung**	**Lebensmittel**
Natrium	Wasserhaushalt, Herzrhythmus, Eiweißstoffwechsel	Kochsalz, Käse, Mineralwasser
Kalium	Wasserhaushalt, Herzrhythmus, Eiweißstoffwechsel	Vollkornprodukte, Fleisch
Kalzium	Bildung von Knochen und Zähnen, Nervenimpulse	Hülsenfrüchte, Blattgemüse
Magnesium	Immunsystem, Blutgerinnung, Nervenimpulse	Sojabohnen, Nüsse, Fisch
Phosphor	Aufbau von Knochen und Zähnen, Energiegewinnung	Eier, Fleisch, Vollkornprodukte

Sekundäre Pflanzenstoffe

Unter dem Oberbegriff »sekundäre Pflanzenstoffe« verbergen sich mehr als 30.000 verschiedene Substanzen, die nur von Pflanzen gebildet werden. Sekundäre Pflanzenstoffe haben einen nachgewiesen positiven Effekt auf die Gesundheit und werden heute als wichtiger Schutzfaktor gegen das Auftreten vieler Erkrankungen angesehen.

Schutzfunktionen der sekundären Pflanzenstoffe:
- Sie stärken das Immunsystem.
- Sie schützen den Körper vor freien Radikalen.
- Sie töten Krankheitserreger ab.

> **❯ Eine Ernährung, die reich an pflanzlichen Lebensmitteln ist und damit eine Vielzahl sekundärer Pflanzenstoffe enthält, leistet einen Beitrag zum Schutz vor Krebs und Herz-Kreislauf-Krankheiten.**

7.2 Gesunde, ausgewogene Ernährung

Jeder muss sich seinen individuellen Speiseplan selbst zusammenstellen, denn nicht jeder verträgt z. B. Vollkornprodukte oder Hülsenfrüchte. Wichtig ist jedoch immer die Ausgewogenheit der Nahrungszusammenstellung (⬛ Abb. 7.4).

- Etwa 55% der Nahrungsenergien sollen durch Kohlenhydrate bereit gestellt werden. Sie stecken in Getreide, Reis, Nudeln, Kartoffeln, Müsli, Gemüse und Obst. Am günstigsten wählt man Kohlenhydrate mit vielen Ballaststoffen, z. B. Vollkornprodukte, Gemüse und Salat, die zudem viele Vitamine und Mineralien enthalten (hohe Nährstoffdichte).
- Fette decken etwa 30% des Energiebedarfs. »Gute« Fette, nämlich solche mit mehrfach ungesättigten Fettsäuren, stecken in Nüssen, vielen Pflanzenölen und in fettreichen Fischarten. Um den Fettbedarf zu decken, sollte man Oliven und Rapsöl (2–3 Teel/Tag) bevorzugen und gehärtete Fette möglichst gar nicht verwenden.

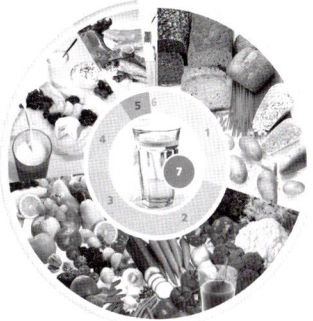

⬛ Abb. 7.4 DGE Ernährungskreis. (Mit freundlicher Genehmigung: Deutsche Gesellschaft für Ernährung e.V., Bonn)

◘ Tab. 7.2 Optimale Tagesmenge an Makronährstoffen

Nährstoff	Tagesmenge	Vergleich
Eiweiß	1 g/kg Körpergewicht	100 g Putenbrust enthält 24,1 g Eiweiß
Fett	65 – max. 80 g/Tag	100 g Weichkäse, 70% Fett i.Tr. enthält 40 g Fett
Kohlenhydrate	ca. 250 g Tag	100 g Kartoffeln enthalten 14,2 g Kohlenhydrate

— Die restlichen 15% der Nahrung sollten aus Eiweiß bestehen.
Die Zufuhr kann tierischen (Milchprodukte, Fleisch, Fisch, Eier)
und pflanzlichen (Getreide, Hülsenfrüchte) Ursprung haben
(◘ Tab. 7.2).

Praxistipp

Als allgemeine Regel für die Lebensmittelauswahl gilt:
- Reichlich pflanzliche Lebensmittel
- Mäßig tierische Lebensmittel
- Sparsam fettreiche Lebensmittel
- Selten Süßigkeiten und Weißmehlprodukte

**❯ Bei Stress und Erkrankungen kann der Proteinbedarf bis auf
1,5 g/kg Körpergewicht/Tag steigen.**

7.2.1 Körpergewicht

$$BMI = \frac{\text{Körpergewicht in kg}}{(\text{Körpergröße in m})^2}$$

◘ Abb. 7.5 BMI-Formel

Objektive Größen, wie das Körpergewicht und der daraus errechnete
Body-Mass-Index (BMI), helfen, den Ernährungszustand zu beurteilen. Der BMI wird mit folgender Formel bestimmt:
Körpergewicht in Kilogramm dividiert durch Größe in Metern
zum Quadrat (◘ Abb. 7.5).

◘ Tab. 7.3 BMI-Werte

Alter	BMI
19–24 Jahre	19–24
25–34 Jahre	20–25
35–44 Jahre	21–26
45–54 Jahre	22–27
55–64 Jahre	23–28
>64 Jahre	24–29

■ **Tab. 7.4** BMI-Auswertung	
Klassifikation	**BMI**
Untergewicht	<20
Normalgewicht	20–25
Übergewicht	25–30
Adipositas	30–40
Massive Adipositas	>40

Der »wünschenswerte« BMI hängt vom Alter ab. In ■ Tab. 7.3 werden BMI-Werte für verschiedene Altersgruppen und in ■ Tab. 7.4 die dazu gehörige Auswertung gezeigt.

Bei Senioren (> 64 Jahre) gilt also:

— BMI < 24,0 kg/m^2 = erhöhtes Risiko für Mangelernährung, Beobachtung unbedingt erforderlich!
— BMI < 20,0 kg/m^2 = Unterernährung, Intervention häufig erforderlich!

7.2.2 Energiebedarf

Der Energiebedarf von Senioren sinkt mit zunehmendem Alter, der Nährstoffbedarf jedoch nicht. Den täglichen Energiebedarf kann man mit folgender Formel berechnen:

Energiebedarf = Grundumsatz + Leistungsumsatz

Der Grundumsatz ist die Energie, die ein Mensch in Ruhe benötigt (ca. 1500 kcal). Der Leistungsumsatz ist von der körperlichen Betätigung abhängig. Er kann je nach Art der Aktivität, z. B. bei Schwerarbeitern, ein Vielfaches des Grundumsatzes betragen.

❯ **Die Demenzerkrankung führt häufig zu starker Mobilität und Unruhe, so dass der Energiebedarf im Einzelfall stark ansteigen kann.**

■ **Tab. 7.5** Energiegehalt der Hauptnährstoffe	
Nährstoff	**Energiegehalt**
Eiweiß	1 g = 4 kcal (17 kJ)
Kohlenhydrate	1 g = 4 kcal (17 kJ)
Fett	1 g = 9 kcal (30 kJ)
Alkohol	1 g = 7 kcal (30 kJ)

Mit Kalorien (eigentlich Kilokalorie (kcal = 1000 Kalorien) misst man die Energiemenge, die in Nahrungsmitteln steckt (◘ Tab. 7.5). Die Bezeichnung »Kilokalorien« ist heute eine veraltete, doch in der Bevölkerung immer noch gebräuchliche Einheit. Heute verwendet man die Einheit Joule oder Kilojoule (kJ). 1 kcal entspricht 4,184 kJ.

7.2.3 Berechnung des Energiebedarfs

Berechnung des Grundumsatzes (GU) für über 65-Jährige:

1 kcal/kg Körpergewicht und Stunde

65 kg = 65 kcal/h × 24 h = 1560 kcal/Tag (GU)

Der Gesamtenergiebedarf beträgt jedoch ein Vielfaches des Grundumsatzes:

Vollständig immobile Senioren	GU × 1,2	Leistungs-umsatz	= Gesamtenergiebedarf
Leichte Aktivität	GU × 1,5	Leistungs-umsatz	= Gesamtenergiebedarf
Mittlere Aktivität	GU × 1,75	Leistungs-umsatz	= Gesamtenergiebedarf
Schwere Aktivität ca.	GU × 2,0	Leistungs-umsatz	= Gesamtenergiebedarf

65 kg = 65 kcal (h) × 24 = 1560 kcal (Tag) (GU) × 1,2 = 1872 kcal Gesamtenergiebedarf
65 kg = 65 kcal (h) × 24 = 1560 kcal (Tag) (GU) × 1,5 = 2340 kcal Gesamtenergiebedarf

7.3   Über-, Fehl- und Mangelernährung

Wenn die Energiezufuhr dem Energiebedarf angepasst ist, verfügt man meist über ein Normalgewicht. Liegt die Energiezufuhr über dem Energiebedarf, so nimmt das Körpergewicht zu, liegt sie unter dem Bedarf, hat dies eine Gewichtsabnahme zur Folge. Der Körper verbrennt in diesem Fall zur Energieherstellung seine eigenen Fettreserven.

❯ **Die Demenzerkrankung kann dazu führen, dass der Betroffene entweder zu viel oder zu wenig isst.**

7.3.1 Körperliche Veränderungen im Alter – Verlust an Muskelmasse

Im Alter verändern sich der Körper und die Nährstoffausnutzung. Die Muskelmasse schwindet jedoch nicht einfach altersbedingt. Die Ursachen für den Verlust an Muskelmasse liegen eher in einer mangelhaften Ernährung, körperlicher Inaktivität und möglicherweise an hormonellen Veränderungen. Verlust an Skelettmuskulatur führt zu geringerer Körperkraft und eingeschränkter Mobilität und kann bis zum Verlust der körperlichen Selbstständigkeit führen. Ein Teufelskreis, der beim einen zu Übergewicht beim anderen zu Gewichtsabnahme führen kann. Eine ausreichende (eiweißhaltige) Ernährung kombiniert mit körperlichem Training erhält auch pflegebedürftigen und älteren Menschen die für den jüngeren Körper typische Muskelmasse.

> Die Ursache der meisten Unfälle von Senioren ist der Kräfteverfall.

7.3.2 Übergewicht (Adipositas)

Neue Studien zeigen, dass es sich mit zunehmendem Alter mit wenigen Pfunden über dem Normalgewicht im Schnitt länger und gesünder leben lässt. Adipositas allerdings – ein krankhaftes Übergewicht – ist hierzulande die häufigste Form der Fehlernährung. Ausgelöst wird die Krankheit durch eine Vielzahl von Faktoren.

Ursachen für Übergewicht im Zusammenhang mit der Nahrungsaufnahme:

- Überernährung, also die Aufnahme von zu vielen Kalorien
- Fehlernährung, also ein zu hoher prozentualer Anteil von Fett und Zucker
- Gestörte Energiebilanz, die dazu führt, dass mehr Kalorien aufgenommen als verbraucht werden (siehe Gesamtenergiebedarf)

Wie in ◻ Tab. 7.5 festzustellen ist, liefert 1 g Fett mehr als doppelt so viel Energie wie 1 g Kohlenhydrate. Man kann also durch eine Reduktion des täglichen Fettkonsums am besten Kalorien sparen. Auch Alkohol und »leere Kalorien«, wie Süßigkeiten oder Weißbrot, haben einen hohen Energiegehalt bei zugleich sehr geringem Nährstoffgehalt.

> **◆ Auch ein übergewichtiger Mensch kann mangelernährt (= Fehlen wichtiger Nährstoffe) sein!**

Übergewicht reduzieren

- Fette einsparen (Verzehr von max. 60 g/Tag) und »gesunde« Fette verwenden (mit einfach und mehrfach ungesättigten Fettsäuren), z. B. Olivenöl zum Braten
- Die richtigen Kohlehydrate: Vollkornnudeln, Naturreis, Pellkartoffeln, vor allem viele Kohlenhydrate aus Obst und Gemüse

━ Genügend Eiweiß: mageres Fleisch wie Pute, Hähnchen, Kalb, Rind, mageren Fisch, Milch und Joghurt mit 1,5 % Fett, Magerquark, magere Wurst und mageren Käse

━ Nur 3 Mahlzeiten täglich zuführen

> ❯ **Diät ohne Bewegung geht zu Lasten der Muskelmasse.**
> **Deswegen ist bei jeder Diät eine – im Rahmen der Möglichkeiten – körperlich stärkere Bewegung notwendig.**

7.3.3   Untergewicht – Mangelernährung (Malnutrition)

Nach einer Schätzung des Medizinischen Dienstes der Spitzenverbände der Krankenkassen (MDS) leidet nahezu jeder 12. der über 60-Jährigen (das sind 1,6 Millionen Menschen) in Deutschland unter chronischer Mangelernährung. Das heißt, ihr Körper wird nicht mehr ausreichend mit Energie, Eiweiß und lebensnotwendigen Nährstoffen versorgt. 1,3 Millionen davon leben zuhause. Im Pflegeheim sind 2/3 der Bewohner von Mangelernährung bedroht (ErnSTES-Studie). Der Grad der Pflegebedürftigkeit und die Demenzerkrankung gelten als Hauptrisiko für Mangelernährung.

Folgen der Mangelernährung:

━ Zunehmende körperliche Schwäche (Muskelabbau) verbunden mit nachlassender Lebensfreude und Sturzgefahr

━ Verstärkter Abbau geistiger Fähigkeiten

━ Depressionen, Antriebs- und Teilnahmslosigkeit

Bei anhaltendem Nährstoffdefizit (z. B. mit eiweißarmer Ernährung verbundener Mangel an Vitaminen und Spurenelementen) sind starke körperliche Beeinträchtigungen und Störungen wichtiger Organfunktionen die Folge.

Mögliche Folgen schleichender Mangelerscheinungen:

━ Steigende Infektanfälligkeit

━ Erhöhtes Risiko für Druckgeschwüre (Dekubitusgefahr)

━ Schwächere Atemzüge durch die Abnahme der Atemmuskulatur (Pneumoniegefahr)

━ Verringerung der Herzmuskelmasse mit Herzrhythmusstörungen

Ursachen der Mangelernährung

Ein deutliches Zeichen für Mangelernährung ist oft die Gewichtsabnahme, die man manchmal jedoch erst dann feststellt, wenn die Kleidung schlottert.

Allgemeine Gründe für Mangelernährung im Alter:

━ Probleme bei der Nahrungsaufnahme (Kau- und Schluckbeschwerden)

━ Verändertes Hunger- und Sättigungsgefühl

- Appetitlosigkeit
- Verändertes Geschmacksempfinden (süßer Pudding statt knackiger Salat)
- Erhöhter Nahrungsbedarf (z. B. aufgrund von Erkrankungen und Infektionen)
- Nebenwirkung von Medikamenten (z. B. Beeinträchtigung des Appetits, Verdauungsprobleme)
- Soziale Probleme (Einsamkeit, Geldmangel, usw.)

Erschwerende Faktoren bei Demenzerkrankten:
- Vergesslichkeit (Verwirrtheit und Demenz lassen die Nahrungsaufnahme vergessen)
- Fehlende Einsicht (die Notwendigkeit der Essensaufnahme wird nicht verstanden)
- Veränderte Wahrnehmung (Speisen und Getränke werden nicht als solche erkannt)
- Falsche Interpretation (Speisen und Getränke werden als giftig angesehen)

Ernährungsmaßnahmen bei Mangelernährung

Im Leben des Pflegebedürftigen sind die Mahlzeiten oftmals die einzige Abwechslung des Tages. Für Demenzerkrankte ist Essen eine der wenigen verbliebenen Freuden. Liegt eine Mangelernährung vor, so bedarf es viel Sorgsamkeit, dieses Nährstoffdefizit auszugleichen. In den Pflegeheimen werden zunehmend Ernährungskonzepte erstellt.

Ziele besonderer Ernährungskonzepte:
- Bewohnern eine angepasste, gesunde und abwechslungsreiche Ernährung anbieten
- Auf die individuellen Bedürfnisse der Bewohner (besonders der Demenzerkrankten) eingehen
- Formen von Fehl-/Mangelernährung der Bewohner erkennen, vermeiden, beheben oder lindern

Vorgaben für die häusliche Pflege durch ambulante Pflegedienste:
- Grundsatzstellungnahme des MDS zur »Ernährung und Flüssigkeitsversorgung älterer Menschen«
- Expertenstandard »Ernährungsmanagement zur Sicherstellung und Förderung der oralen Ernährung« (DNQP).

Darin enthalten sind Instrumente zur Einschätzung des Ernährungszustandes (z. B. das Mini Nutritional Assessment MNA). Die Ergebnisse fließen in die Pflegeplanung ein und haben einen Ernährungsplan mit gezielten Maßnahmen zur Folge (▶ Kap. 5).

7.4   Diät oder Krankenkost

Eine besondere Kost für pflegebedürftige Menschen ist die Diät, die Schonkost, die Zusatznahrung oder Trinknahrung und auch die künstliche Ernährung.

7.4.1   Diät

Eine Diät wird dann notwendig, wenn bestimmte Organ- und Stoffwechselfunktionen gestört sind. Sie stellt für den Betroffenen immer eine einschneidende Veränderung seiner gewohnten Ernährungsweise dar. In der Regel verordnet sie der Arzt. Manche Diäten bestehen ein Leben lang, (z. B. salzarme Kost bei Herz-, Kreislauf- und Nierenerkrankungen), andere werden nur vorübergehend (z. B. nach Operationen) notwendig (▶ Kap. 4).

Diabetesdiät

Grundsäule jeder Diabetesbehandlung ist das Einhalten einer Diät. Die Diät entspricht im Wesentlichen einer gesunden Vollwertkost. Allerdings ist für Diabetiker die genaue Kenntnis des Nährstoffgehalts von Lebensmitteln sehr wichtig, denn Nahrungsmittel, die Kohlenhydrate enthalten, bewirken einen Anstieg des Blutzuckers. Besonders für **insulin**pflichtige Diabetiker ist es wichtig, den Kohlenhydratgehalt einer Mahlzeit abschätzen zu können.

Kohlenhydrate werden je nach ihrer Beschaffenheit unterschiedlich aufgenommen und die Wirkung kann schnell (z. B. nach einem Getränk) oder weniger schnell (z. B. nach einem Vollkornbrot) sein. Die richtigen Kohlenhydrate (Gemüse, Salat, Hülsenfrüchte, Vollkornprodukte, Nudeln, Reis, Kartoffeln, frisches Obst) sind für Diabetiker gut geeignet. In der Praxis sollte eine Diabetesernährung so aussehen, dass die Kohlenhydrate möglichst gleichmäßig auf den Tag verteilt werden. Speziell für Diabetiker angefertigte Produkte sind nicht notwendig.

7.4.2   Schonkost

Eine Schonkost wird dann erforderlich, wenn Nahrungsmittel Beschwerden wie Druck- und Völlegefühl, Blähungen, Sodbrennen, Verstopfung usw. hervorrufen. Oft sind dies schwer verdauliche Speisen, die dann möglichst vom Speiseplan gestrichen werden sollen.

Beispiele für schwer verdauliche Speisen:
- Fette Fleischsorten (Hammel- und Schweinefleisch)
- Geräucherte Fische
- Fettgebackene, panierte oder frittierte Speisen
- Hülsenfrüchte, Kohl und Pilze

7.4.3 Trinknahrung

Mangelernährte Senioren nehmen oftmals nur kleine Nahrungs-mengen zu sich. Deshalb ist es bei ihnen besonders schwierig, eine ausreichende Energie- und Nährstoffzufuhr zu gewährleis-ten. Energie und nährstoffreiche Trinknahrung (**Supplemente** in Form von proteinreicher, hochkalorischer Trinknahrung) kann dazu beitragen, Defizite und Mangelerscheinungen auszugleichen (z. B. als Ergänzung oder zur Anreicherung der zubereiteten Nahrung).

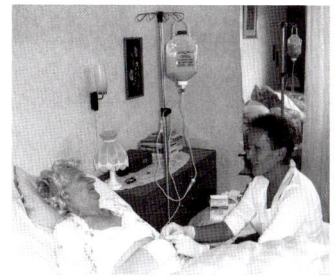

◘ **Abb. 7.6** Versorgung bei liegender Magensonde (PEG)

7.4.4 Künstliche Ernährung (Sondennahrung)

Eine vollständige Ernährung mit Trinknahrung ist jedoch nicht im-mer möglich. Deswegen wird Sondennahrung von den gesetzlichen Krankenversicherungen gezahlt, wenn der Arzt sie als medizinisch notwendig erachtet und die Fähigkeit zur ausreichenden normalen Ernährung beim Pflegebedürftigen fehlt (siehe DiätV § 14a).

Gründe für Sondennahrung:
- Massive Schluckstörungen
- Starke Schwächung
- Pflegebedürftigkeit

Sondennahrungen sind speziell gefertigte Flüssignahrungen, die über eine Ernährungssonde direkt in den Magen oder den Dünndarm son-diert werden (◘ Abb. 7.6).

7.5 Ausgewogener Flüssigkeitshaushalt

Wasser – ein lebensnotwendiges Element – ist mit ca. 60% der Haupt-bestandteil unseres Körpers (◘ Abb. 7.7). Es ist zum Aufbau und der Erhaltung des Körpers sowie als Lösungs- und Transportmittel für den Menschen lebenswichtig. Wasser befindet sich in allen Körperflüssig-keiten und Zellen. Täglich verliert der Körper jedoch beträchtliche Mengen an Wasser.

Arten des Wasserverlustes:
- Wasserlassen (Miktion)
- Stuhlentleerung (Defäkation)
- Schweiß (Transpiration)
- Atmung (Respiration)

Obwohl Wasser ein Grundbestandteil des menschlichen Körpers ist, hat der Mensch keine Wasserreservoirs, auf die er in Notfällen zurück-greifen kann, und muss es deshalb ständig ersetzen. Der durchschnitt-liche tägliche Bedarf liegt bei 25–40 ml/kg KG in 24 h oder als grobe Orientierung: 1,5–2,0 l/Tag.

Wasser ist unser wichtigstes Nahrungsmittel!

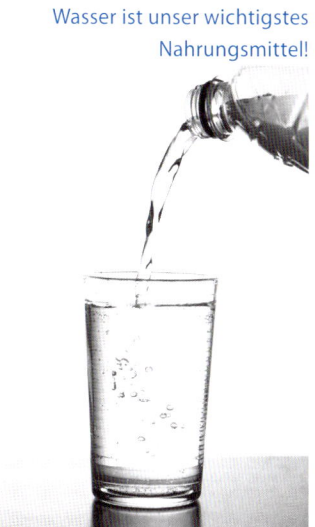

◘ **Abb. 7.7** Wasser ist lebensnotwendig. (© Andreas F. / fotoliia.com)

> ❯ **Bedarfsangaben sind Orientierungsgrößen und können vom tatsächlichen individuellen Bedarf abweichen!**

65 kg × 25 ml = 1625 ml/Tag

Gründe für eine höhere Flüssigkeitszufuhr:
- Körperliche Betätigung (Sport, anstrengende Arbeiten)
- Krankheitszustand (Durchfall, Erbrechen)
- Temperatur (Hitze mit starkem Schwitzen, Fieber)

65 kg × 40 ml = 2600 ml/Tag

Flüssigkeit führen wir auch über unsere Nahrung zu. Die Flüssigkeitsanteile in üblicher Ernährung betragen etwa je zugeführter Kilokalorie 0,33 ml Flüssigkeit (ca. ⅓).

65 kg = 1872 (kcal) Gesamtenergiebedarf × 0,33 ml = 618 ml (gerundet)

Der gesamte Flüssigkeitsbedarf wird also gedeckt aus der Flüssigkeit in der Nahrung und der Trinkflüssigkeit.

7.5.1 Mangelndes Durstgefühl im Alter

Das Durstgefühl lässt zwar nach, nicht aber der Wasserbedarf des Körpers.

Ältere Menschen trinken oft nur, wenn sie daran erinnert werden. Auch nach Aufforderung ist ihre Flüssigkeitsaufnahme meist zu gering.

Neben der Fehl- oder Mangelernährung (siehe oben) besteht dann die Gefahr der Austrocknung (**Dehydratation**). Wasserreiche Organe wie das Gehirn (es besteht zu 75% aus Wasser) oder die Muskulatur reagieren auf Flüssigkeitsmangel besonders empfindlich.

Auswirkungen auf den Körper:
- Beeinträchtigung der Leistungsfähigkeit
  - Verringerte Konzentration und Reaktion
  - Vorzeitige Ermüdungserscheinungen
  - Verwirrtheitszustände
  - Antriebslosigkeit
- Gesundheitliche Schäden
  - Verstopfung (Obstipation)
  - Magenbeschwerden und Appetitlosigkeit
  - Allgemeine Abwehrschwäche

7.5.2 Austrocknung (Dehydratation)

Wird dem Körper die entzogene Flüssigkeit nicht ersetzt, kommt es zu einem Defizit im Wasser- und Elektrolythaushalt. Vor allem Senioren

sind gefährdet, denn im fortgeschrittenen Alter lässt meist das normale Durstempfinden nach.

Symptome:

- Trockene Lippen
- Mundtrockenheit mit Mund- und Zungenbrennen
- Schlaffe, trockene Haut (Pergamenthaut ◨ Abb. 7.8, Haut lässt
  sich in Falten abheben)
- Kopfschmerzen, Müdigkeit, Schwindel und Verwirrtheit
- Fieber
- Plötzlich auftretende Gangunsicherheit
- Verringerte Urinmenge

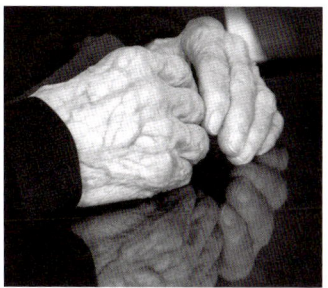

◨ **Abb. 7.8** Trockene Pergamenthaut.
(© Michael Bührke / PIXELIO)

Maßnahmen bei Austrocknung

Im Pflegeheim und auch in der professionellen ambulanten Pflege
wird der Flüssigkeitsbedarf individuell berechnet (Ernährungs- und
Flüssigkeitsplan) und zur Kontrolle ein Trinkplan erstellt (▶ Kap. 5).

Hauswirtschaft

> Nicht da ist man Daheim, wo man seinen Wohnsitz hat, sondern wo
> man verstanden wird
> *Christian Morgenstern*

Besonders in höherem Lebensalter verbringen die Menschen immer mehr Zeit in der eigenen Wohnung. Die eigenen vier Wände werden immer stärker zum Terrain für Rückzug und Erholung vom Stress der Außenwelt. Im Laufe der Zeit haben sie sich ganz nach ihrem persönlichen Geschmack und ihren Bedürfnissen eingerichtet und haben ihren Haushalt selbstständig geführt. Wenn Krankheit oder Altersbeschwerden die täglich anfallenden Aufgaben im Haushalt erschweren, kann dadurch das Verbleiben im eigenen Zuhause stark gefährdet werden.

8.1   Menschen mit Demenz zuhause

Nach wie vor leben die meisten Demenzkranken in privaten Haushalten und werden zumeist von ihren Angehörigen (wie z. B. Ehepartner, Kinder) betreut und versorgt. Immer mehr Betroffene leben jedoch schon heute alleine, da sie entweder keine Angehörigen haben oder Angehörige, die sich aus unterschiedlichen Gründen nur eingeschränkt um sie kümmern können. Die demographischen und soziokulturellen Veränderungen in unserer Gesellschaft führen dazu, dass zukünftig immer mehr Demenzerkrankte zuhause alleine leben werden.

Die Demenzerkrankung bedeutet für den Betroffenen einen allmählichen Verlust der Selbstständigkeit auch bei der Weiterführung seines Haushaltes. Der Einsatz einer Haushaltshilfe oder Putzfrau kann zu Beginn der Erkrankung eine wertvolle Unterstützung sein. Die zunehmende Hilfsbedürftigkeit, auch bei einfachen Verrichtungen des täglichen Lebens, kann jedoch dazu führen, dass umfangreiche Unterstützung zur Weiterführung des Haushaltes durch Angehörige oder ambulante Pflegedienste erfolgen oder der eigenen Hausstand schließlich aufgegeben werden muss.

8.2   Menschen mit Demenz in Wohngruppen

Ambulant betreute Demenz-Wohngruppen sind eine Möglichkeit des Wohnens für Menschen mit Demenz. Das Leben in der Wohngruppe orientiert sich sehr am klassischen Alltag zuhause. Es steht die Führung des gemeinsamen Haushaltes im Mittelpunkt. Im Rahmen der Hauswirtschaft sind die Schwerpunkte die gemeinschaftliche Essenszubereitung aber auch alle anderen üblichen Arbeiten wie Einkaufen, Waschen, Bügeln, Putzen usw. Die Mitglieder der Wohngruppe beteiligen sich an der Erledigung alltäglicher Aufgaben, auch hier nach den individuellen Fähigkeiten und Fertigkeiten des Einzelnen.

8.3 Hauswirtschaftliche Versorgung im Rahmen der Pflegeversicherung

Sobald eine Person pflegebedürftig im Sinne des Pflegeversicherungsgesetzes ist, erhält sie Leistungen zur Grundpflege und zur hauswirtschaftlichen Versorgung. Verrichtungen der hauswirtschaftlichen Versorgung werden nur als Hilfebedarf berücksichtigt, wenn sie sich auf die Versorgung des Pflegebedürftigen selbst beziehen.

Hauswirtschaftliche Versorgung

Unter hauswirtschaftlicher Versorgung ist eine fachkundige Versorgung in der eigenen häuslichen Umgebung in allen Belangen der Hauswirtschaft (Haushaltsorganisation und Durchführung der täglichen Haushaltsaufgaben) zu verstehen.

Das Gesetz sieht dazu folgende Bereiche vor:
- Einkaufen/Besorgungen
- Zubereiten von Mahlzeiten/Kochen
- Spülen
- Reinigen der Wohnung
- Wechseln und Waschen der Kleidung
- Beheizen

Die Einbeziehung von Demenzerkrankten bei allen Tätigkeiten richtet sich nach den verbliebenen Fähigkeiten. Eine Über- und Unterforderung sollte dabei vermieden werden. Vorsichtsmaßnahmen helfen, die größtmögliche Eigenständigkeit zu bewahren.

8.3.1 Einkaufen/Besorgungen

Das Einkaufen beinhaltet zunächst die Einkaufsplanung zusammen mit dem Pflegebedürftigen. Dazu gehören auch die Informationsbeschaffung und der Überblick, welche Lebensmittel wo eingekauft werden müssen. Ebenfalls gehört die Beschaffung der benötigten Lebensmittel für eine Diät dazu.

Zum Einkaufen gehören:
- Lebensmittel
- Hygiene- und Körperpflegeartikel
- Reinigungsmittel
- Sonstige Bedarfsgegenstände
- Besorgungen aller Art (z. B. Rezepte in der Apotheke)

Wichtige Faktoren beim Einkauf von Lebensmitteln:
- Jahreszeit
- Benötigte Menge
- Kenntnis des Wertes (preisbewusstes Einkaufen)

- Genieß- und Haltbarkeit von Lebensmitteln
- Richtige Lagerung (Einräumen der Einkäufe in Schrank und Kühlschrank)

> ❯ **Haushaltschemikalien, Tabakwaren und Medikamente und ggf. auch Körperpflegemittel können zu Vergiftungen führen und sollten unter Verschluss gelagert werden (▶ Kap. 9).**

Besonderheiten beim Einkauf von Lebensmitteln

Beim Einkauf ist der Umgang mit kleineren Geldbeträgen manchmal noch möglich.

Wie in ▶ Kap. 7 beschrieben, haben Demenzerkrankte ein hohes Risiko für Mangelernährung.

Bevorzugte Lebensmittel:

- Bekannte und regionale Lebensmittel
- Lebensmittel, die sich als Fingerfood eignen (z. B. Gemüsestücke, Käsestücke, Vollkornkekse)
- Süße und farbliche Getränke
- Appetitanregende Speisen (z. B. Paprika, Sellerie) und Getränke (z. B. Obst- und Gemüsesäfte)
- Lebensmittel mit hohem Fettanteil (Milch 3,8%, Joghurt 10%, Käse ohne Fettreduzierung, fetter Fisch)

Praxistipp

Demenzkranke verstecken aus einem Sicherheitsbedürfnis heraus für sie wichtige Gegenstände, wie z. B. Lebensmittel. Vor dem Einkaufen deswegen nach gehorteten Nahrungsmitteln sehen. Verdorbene Lebensmittel müssen entfernt werden.

> ❯ **Lebensmittel werden nicht nur gehortet, sondern auch weggeworfen. Wenn man dies feststellt, muss diese Beobachtung umgehend an den Pflegedienst und/oder die Angehörigen weitergegeben werden.**

Mithilfe beim Einkauf von Lebensmitteln

Gemeinsam einen Schaufensterbummel zu machen, dabei Lebensmittel einzukaufen und andere benötigte Dinge zu besorgen, bietet eine schöne Abwechslung im Alltag. Je nach verbliebenen Fähigkeiten des Erkrankten kann zuvor noch der Einkaufzettel geschrieben oder die Einkaufstasche und der Geldbeutel gerichtet werden. Ein täglicher Einkauf kann den Tag strukturieren und einer möglichen Vereinsamung entgegenwirken.

> ❯ **Unterwegs muss man den Demenzkranken im Auge behalten. Durch einen Reiz (z. B. optisch) oder das Verkennen einer Situation kann es vorkommen, dass der Demenzerkrankte irgendwo hin- oder wegläuft.**

8.3.2 Zubereiten von Mahlzeiten/Kochen

Zum Kochen gehört zunächst die Aufstellung eines Speiseplanes für die richtige Ernährung zusammen mit dem Pflegebedürftigen (◘ Abb. 8.1).

Zu berücksichtigen sind:
- Lebensumstände, Wünsche und Vorlieben des Pflegebedürftigen
- Vorschriften einer Diätnahrung (z. B. Diabetesdiät, salzarme Kost ▶ Kap. 4)

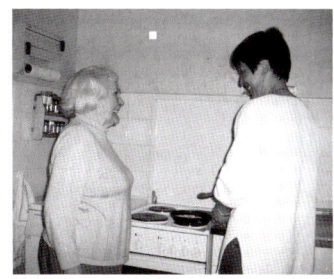

◘ Abb. 8.1 Gemeinsam kochen

Praxistipp

Eine Essbiografie kann hier Hinweise für Lieblingsgerichte, Essgewohnheiten, Rituale, Vorlieben und Abneigungen liefern (◘ Abb. 8.2).

Wichtig bei der Zubereitung der Nahrung:
- Einschätzung der Mengenverhältnisse
- Beachtung von Garzeiten
- Vor- und Zubereiten der Bestandteile der Mahlzeiten
- Kochen von Gerichten
- Nacharbeiten wie Aufräumen
- Beachtung von Hygieneregeln
- Beim Kochen mit Betroffenen sollten individuelle Vorlieben und krankheitsbedingte Veränderungen wie Schluckstörungen, Bewegungsdrang oder Appetitmangel beachtet werden

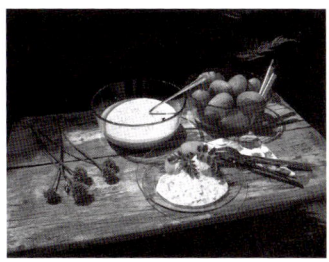

◘ Abb. 8.2 Mahlzeit. Essen aus vergangenen Tagen

Mithilfe bei der Zubereitung von Mahlzeiten

Die Mithilfe beim Kochen ist gerade für Demenzerkrankte eine Möglichkeit, sich am Tagesgeschehen aktiv zu beteiligen und ihrem Wunsch nach Beschäftigung nachzukommen.

Hilfsmöglichkeiten je nach verbliebenen Fähigkeiten:
- Tisch decken
- Vorbereiten, wie z. B. Kartoffelschälen, Teig rühren, Salat zerkleinern
- Kochen an sich
- Nach- und Aufräumarbeiten

Ein Mensch mit Demenz geht u. U. unachtsam mit Hitze um und verbrüht oder verbrennt sich beim Kochen.

❯ **Deswegen bei seiner Mithilfe auf heiße Flüssigkeiten und heiße Herdplatten achten. Spitze und scharfe Messer aus der Küche verbannen, Handmixer und Brotschneidemaschinen selbst bedienen oder entfernen. Küchenherde sollten durch Zeitschaltuhren oder Absperrventile gesichert sein.**

Buchtipp Das Kochbuch »Kochen für Menschen mit Demenz« von C. Menebröcker, J. Rebbe und A. Gross beinhaltet zahlreiche Rezepte und Tipps

8.3.3 Spülen

Das Geschirrspülen umfasst das Spülen von Hand und/oder mit Geräten.

Mithilfe beim Spülen

Geschirrspülen ist eine altgewohnte Tätigkeit, die nicht nur eine angemessene Beschäftigung sein kann, sondern auch vom Erkrankten als sinnvoll begriffen werden kann.

> ❯ Ein Demenzkranker kann sich verbrühen, wenn die Temperatur des Wassers zu hoch eingestellt ist. Leicht zerbrechliche und scharfe Gegenstände (Gläser, feines Porzellan, Messer) nicht spülen lassen.

8.3.4 Reinigen der Wohnung

Zur Reinigung gehört zunächst die Aufstellung eines Reinigungsplanes (Zeiten für die Unterhaltsreinigung) zusammen mit dem Pflegebedürftigen.

Zur Reinigung gehört:
- Regelmäßig anfallende Reinigung von Fußböden, Möbeln, Fenstern und Haushaltsgeräten im allgemein üblichen Lebensbereich des Pflegebedürftigen sowie die Kenntnis von Reinigungsmitteln und -geräten
- Betten machen
- Trennung und Entsorgung des Abfall

Mithilfe bei der Reinigung

Bei Reinigungsarbeiten ist es wichtig, alle Gegenstände wieder an ihren Platz zurückstellen, so dass der Demenzkranke sie wieder finden kann.

Mit der Nutzung praktischer Fertigkeiten lassen sich die Lebenszufriedenheit und das Selbstwertgefühl eines Menschen mit Demenz steigern. Alle Aufgaben, die der Betroffene noch selbstständig durchführen kann, sollen ihm nicht abgenommen werden. So kann die Reinigung von Flächen (Tische, Ablagen), das Staubwischen oder das Fegen des Bodens eine gute Möglichkeit der Beteiligung bieten.

> ❯ Reinigungsmittel, Staubsaugerkabel und nasse Böden bergen Unfallgefahren.

8.3.5 Wäschepflege

Zur Versorgung der Wäsche gehören das Einteilen und Sortieren der Textilien, der Wäschewechsel, das Waschen, Aufhängen, Bügeln, Ausbessern und Einsortieren der Kleidung in den Schrank sowie das Bettenbeziehen.

> ❯ Ein Bügeleisen ist nicht nur eine Gefahr für Verbrennungen, das Kabel kann, wie bei anderen Elektrogeräten (z. B. Staubsauger), eine Stolperfalle sein.

Mithilfe bei der Wäschepflege

Eine gute Möglichkeit der Beschäftigung ist das Zusammenlegen von Kleidern, Hand- und Geschirrtüchern oder das Schuheputzen. Alltagskompetenzen und persönliche Fähigkeiten werden so in Erinnerung gerufen und sind auf diese Weise verfügbar.

Praxistipp

Der Wäschewechsel kann sich u. U. als schwierig erweisen, wenn der Demenzerkrankte verschmutzte Kleidungstücke immer wieder anziehen möchte. Diskussionen sollten vermieden und verschmutzte Wäsche lieber unauffällig entfernt werden.

8.3.6 Beheizen

Das Beheizen umfasst auch die Beschaffung und Entsorgung von Heizmaterial. Voraussetzung ist die Befeuerung mit Holz, Kohle und Öl.

Erste Hilfe

Mancher ertrinkt lieber, als dass er um Hilfe ruft.
Wilhelm Busch

Erste Hilfe rettet menschliches Leben. In Deutschland ist jedermann gesetzlich verpflichtet, Erste Hilfe zu leisten. Unter Erster Hilfe versteht man die Hilfsmaßnahmen, die bei einem Notfall bis zum Eintreffen professioneller Hilfe (Arzt, Rettungsdienst) durchzuführen sind. Dazu gehört die richtige Einschätzung von Notfallsituationen und die Durchführung der notwendigen Hilfsmaßnahmen, um drohende Gefahren oder Gesundheitsstörungen möglichst abzuwenden oder zu mildern.

Zu den Aufgaben der Betreuungskraft gehört die Aktivierung der Demenzerkrankten, z. B. durch leichte Gartenarbeiten, handwerkliches Arbeiten, Spaziergänge, Besuche von Veranstaltungen. Deswegen ist sie bei einem Notfall u. U. zunächst auf sich alleine gestellt und muss schnell und richtig handeln.

9.1   Der Notfall

Notfälle sind alle Situationen, in denen Gefahr für Leib und Leben des Betroffenen besteht. Sie können durch Verbrennungen, Vergiftungen, Verletzungen und lebensbedrohliche Erkrankungen entstehen. Im Mittelpunkt der Ersten Hilfe steht dabei die Sicherstellung der Vitalfunktionen (Bewusstsein, Atmung und Kreislauf).

9.1.1   Die Rettungskette

Die optimale Versorgung erfolgt durch die Rettungskette.

5 Glieder der Rettungskette:
1. Absichern und Eigenschutz (z. B. Retten aus der Gefahrenzone, etwa wenn es brennt)
2. Lebensrettende Sofortmaßnahmen (z. B. stabile Seitenlage durchführen, bedrohliche Blutungen stillen, Schock bekämpfen)
3. Notruf absetzen
4. Weitere Erste Hilfe leisten (z. B. Wiederbelebung, Schmerzen durch sachgerechte Lagerung oder andere Hilfeleistung lindern, Verletzten betreuen und trösten)
5. Der Rettungsdienst führt die Maßnahmen des Ersthelfers fort und sorgt für die Notaufnahme im Krankenhaus

9.1.2   Der Notruf

In jedem Falle den Notruf 112 nicht vergessen.

Nur durch eine genaue Notfallmeldung können sich die Rettungskräfte auf den Notfall vorbereiten. In der Notfallmeldung sollten knapp und präzise die folgenden fünf »W« beachtet werden:

- **W**o ist der Notfall? (Ort, Straße, Hausnummer)
- **W**as ist geschehen? (Kurz die Notfallsituation beschreiben)
- **W**ie viele Verletzte/Betroffene sind zu versorgen?
- **W**elche Verletzungen oder Krankheitszeichen haben die Betroffenen? (Wichtig: Liegt eine lebensbedrohliche Situation vor?)
- **W**arten auf Rückfragen der Rettungsleitstelle! Das Gespräch wird immer von der Leitstelle beendet!

9.2 Lebensrettende Sofortmaßnahmen

Unter den lebensrettenden Sofortmaßnahmen versteht man neben dem Notruf die stabile Seitenlage, Schockbekämpfung, Wiederbelebung und die Blutstillung.

Der Besuch eines Erste-Hilfe-Kurses oder eines Lehrgangs über »Lebensrettende Sofortmaßnahmen« ist empfehlenswert.

9.2.1 Stabile Seitenlage

Durch die stabile Seitenlage (◘ Abb. 9.1) wird sichergestellt, dass die Atemwege freigehalten werden. Ein versehentliches Einatmen von Flüssigkeit, wie Speichel oder Blut, sowie Feststoffen, wie Erbrochenes, wird verhindert. Der Betroffene wird so vor dem Ersticken bewahrt, denn der Mund des Betroffenen wird zum tiefsten Punkt des Körpers gedreht. Die stabile Seitenlage ist die Standardlagerung bei allen bewusstlosen Menschen, die selbstständig atmen.

Stabile Seitenlage

- Der Betroffene befindet sich in Rückenlage, der Helfer kniet neben ihm.
- Der nahe Arm des Betroffenen wird angewinkelt nach oben gelegt. Darauf achten, dass die Handinnenfläche nach oben zeigt.
- Den fernen Arm über die Brust legen. Dabei den Handrücken des Betroffenen gegen seine (dem Helfer nahe) Wange legen und dort mit einer Hand fest halten.
- Mit der anderen Hand das entfernte Bein des Betroffen kurz über dem Knie fassen und anziehen. Darauf achten, dass der Fuß des Betroffenen am Boden bleibt. Das oben liegende Bein im rechten Winkel zur Hüfte ablegen.
- Hals überstrecken, damit die Atemwege frei werden.

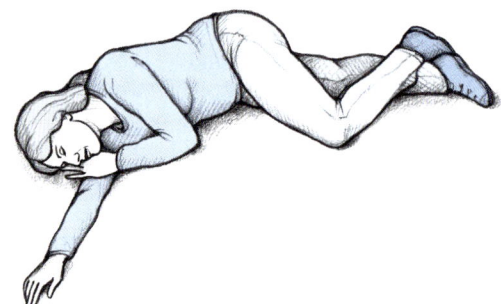

⬛ **Abb. 9.1** Stabile Seitenlage

9.2.2 Schockbekämpfung

Durch Kreislaufkollaps, starke Blutungen, Verbrennungen oder andere Störungen lebenswichtiger Funktionen kann es zum lebensbedrohlichen Schock kommen. Die Sofortmaßnahmen beziehen sich auf die Art der Verletzung (z. B. Blutstillung, Betroffenen zudecken, Lagerung).

Anzeichen (Symptome) des Schocks, je nach Auslöser:
- Schneller Puls
- Kaltschweißigkeit
- Flache Atmung
- Bewusstseinsstörung oder Bewusstlosigkeit
- Evtl. sichtbare äußere Blutung
- Blässe

Bei Verdacht auf Schock umgehend den Notruf absetzen und die Beine hochlagern(⬛ Abb. 9.2).

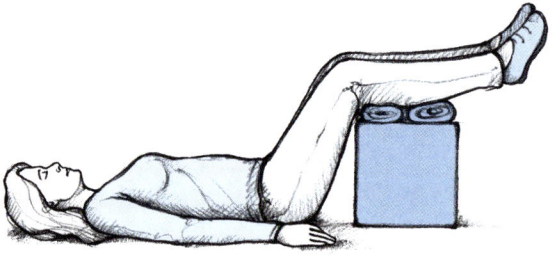

⬛ **Abb. 9.2** Hochlagerung der Beine

9.3 Erste Hilfe bei Herz-Kreislauf-Stillstand

Eine vorliegende Patientenverfügung ist zu beachten (▶ Kap. 10).

Unter Herz-Kreislauf-Stillstand versteht man ein Aussetzen der Herzfunktion, das zum Stillstand des Blutkreislaufs und damit zur Pulslosigkeit führt. Der Betroffene ist nicht mehr ansprechbar (keine Reaktion auf Ansprache und Rütteln an den Schultern) und atmet nicht mehr normal. Ein Herz-Kreislauf-Stillstand erfordert die sofortige Wiederbelebung (Reanimation). Das Ziel der Wiederbelebung besteht darin, dass durch äußere Herzmassage ein Minimalkreislauf erzeugt und gleichzeitig eine ausreichende Beatmung durchgeführt wird. Wenn es um Sekunden geht, dann ist schnelles und richtiges Handeln unerlässlich:

Wiederbelebung

— Wenn der Betroffene nicht atmet, sofort den Rettungsdienst rufen (Notruf 112, im Pflegeheim eine weitere Person, die dann die Meldung macht) und mit der Herz-Lungen-Wiederbelebung beginnen.
— Sofort nach der Meldung wird mit 30 Herzdruckmassagen begonnen. Dabei auf die Mitte des Brustbeins drücken.
— Danach wird zweimal beatmet. Jede Notfall-Beatmung dauert 1 Sekunde (also insgesamt 2 Sekunden).
— Danach wieder 30 Herzdruckmassagen durchführen usw.
— Dieser Rhythmus (Herzdruckmassagen und Atemspenden im Wechsel) wird bis zum Eintreffen des Notarztes beibehalten bzw. bis der Betroffene wieder normal zu atmen beginnt.

9.3.1 Herzdruckmassage

Bei einer Herzdruckmassage werden die Hände direkt auf die untere Hälfte des Brustbeins aufgesetzt und das Brustbein mit gestreckten Armen vier bis fünf Zentimeter in Richtung Wirbelsäule gedrückt (■ Abb. 9.3).

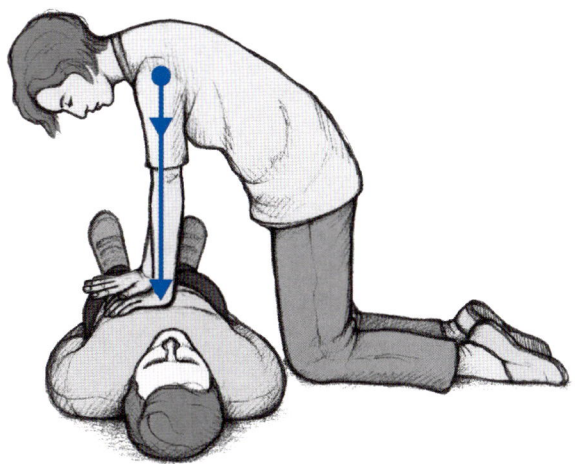

■ **Abb. 9.3** Position Herzdruckmassage

9.3.2 Atemspende

Die Atemspende kann durch
Mund-zu-Mund-Beatmung oder
Mund-zu-Nase-Beatmung durch-
geführt werden.

Atemspende

- Atemwege freimachen (Mundhöhle und Rachen werden inspiziert und ggf. gereinigt, um verlegte Atemwege freizumachen (◘ Abb. 9.4) und damit die Luftzufuhr für Eigenatmung oder Beatmung zu ermöglichen), dann den Kopf nach hinten neigen, gleichzeitig das Kinn anheben (◘ Abb. 9.5)
- Mit einer Hand den weichen Teil der Nase verschließen, Mund des Betroffenen öffnen
- Normal einatmen
- Die Lippen dicht um den Mund des Betroffen legen (Mund-zu-Mund-Beatmung)
- Luft über einen Zeitraum von einer Sekunde gleichmäßig in den Mund des Betroffenen blasen, so dass sich der Brustkorb sichtbar hebt
- Kopflage des Betroffenen beibehalten, eigenen Kopf zur Seite drehen, erneut einatmen und darauf achten, ob sich der Brustkorb des Betroffenen wieder senkt
- Betroffenen ein zweites Mal beatmen
- Sollte die Atmung wieder einsetzen, so ist der Betroffenen in die stabile Seitenlage zu bringen

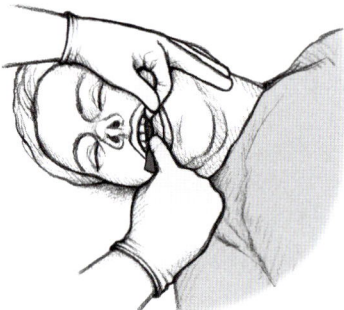

◘ **Abb. 9.4** Atemwege freimachen

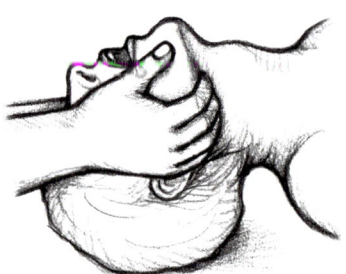

◘ **Abb. 9.5** Kopf überstrecken

9.4 Erste Hilfe bei Verletzungen

Jede zweite demenziell erkrankte Person verletzt sich jährlich mindestens einmal. Sehr häufig sind die Verletzungen schwer, Stürze führen oftmals zu Brüchen (Frakturen). Nicht immer ist eine Verletzung sofort sichtbar (Blutung, blaue Flecken, fehlende Belastbarkeit, wie z. B. beim Stehen). Ein gesunder Mensch beurteilt anhand des Schmerzes, ob er sich schwer verletzt hat. Menschen mit fortgeschrittener Demenz, die sich nicht mehr mit Worten äußern können, sind nicht in der Lage, Schmerzen zu benennen. Hier kann nur eine genaue Beobachtung des Betroffenen Hinweise auf das Vorliegen von Schmerzen geben.

Beobachtung:

- Wie atmet der Verletzte? Normal oder lautstark angestrengt?
- Welche Laute gibt der Verletzte von sich? Keine oder stöhnt er laut, ruft oder weint?
- Wie ist sein Gesichtsausdruck? Nichtssagend oder zur Grimasse verzerrt?
- Wie ist die Körperhaltung? Entspannt oder starr, geballte Faust, angezogenes Knie?
- Reagiert er auf Trost? Lässt er sich durch Trost ablenken und beruhigen?

Wenn Anzeichen von starken Schmerzen zu erkennen sind, muss der Rettungsdienst gerufen werden.

9.4.1 Verletzung bei Stürzen

In stationären Altenhilfeeinrichtungen gehört das akute Sturzereignis zu den häufigen Notfallsituationen. Wenn alte Menschen stürzen, dann ist dies überdurchschnittlich häufig mit gravierenden Folgen verbunden.

Ursachen sind meist die zunehmende Gangunsicherheit des Betroffenen, aber auch Fehleinschätzungen für Entfernungen, Gleichgewichtsstörungen, allgemeine Muskelschwäche oder eine verlangsamte Reaktion (verlangsamte Absturz- und Abwehrreflexe).

Im häuslichen Bereich entstehen zusätzliche Risiken durch eine der Krankheit nicht angepasste Wohnung, die die Sturzgefahr erhöht.

Zusätzliche Risikofaktoren:

- Treppen ohne rutschsichere Auflagen und Markierungen an den Schwellen
- Lose Teppiche oder Kabel
- Schlechte Beleuchtung
- Wenige oder keine Haltegriffe (z. B. im Bad)
- Kniehohe Gegenstände (z. B. kleine Tischchen)

Es empfiehlt sich, gerade auf Spaziergängen oder bei Ausflügen, immer ein Handy mit einprogrammierter Notrufnummer bei sich zu tragen.

Das Sturzrisiko kann sich auf unbekanntem Terrain (z. B. unebenem Gelände, Einkaufszentrum, Veranstaltungsort) noch erhöhen.

Im Pflegeheim kann es ebenfalls zu Stürzen kommen, obwohl die Einrichtungen meist keine Gefahrenquellen, wie sie oben für den häuslichen Bereich beschrieben wurden, vorweisen.

Ursachen:

- Vorhandene Sehschwäche
- Schlecht sitzende Schuhe
- Bestimmte Medikamente

Leichter Sturz

Ist der Sturz nicht so schwerwiegend (keine Schmerzen, keine sichtbaren Verletzungen), kann man die Aufstehtechnik über den »Vierfüßlerstand« anwenden. Oft ist Unterstützung nötig, besonders wenn der Betroffene schon lange liegt oder den Anweisungen nicht folgen kann (diese nicht versteht).

Aufstehen

- Betroffenen bitten, sich von der Rückenlage auf den Bauch zu drehen (oder ihn dahin drehen). Dies gelingt gut, wenn er seinen Kopf nackenwärts beugt.
- Nun soll der Betroffene seine Ellbogen anziehen, um sich so am Oberkörper etwas aufzurichten.
- Dann können nacheinander die Beine angezogen werden.
- Jetzt kann er sich auf die Hände stützen und richtet sich nun weiter im Oberkörper auf.
- Der Betroffene befindet sich nun im Vierfüßlerstand.
- An einem Stuhl (oder Ähnlichem) kann er sich jetzt mit den Händen abstützen und vom Knie auf die Füße kommen.
- Nun kann er sich setzen oder aufstehen.

Schwerer Sturz

Ist der Sturz schwerwiegend (z. B. Bewusstlosigkeit, Schock, starke Blutung), sind die Maßnahmen gemäß der Rettungskette durchzuführen (▶ Abschn. 9.1.1).

9.4.2 Erste Hilfe bei Blutungen

▪ Erste Hilfe bei kleineren Blutungen

Die Blutung von kleineren Wunden stoppt und gerinnt nach wenigen Minuten von selbst: Die Wunde wird gesäubert und mit einem Pflaster versorgt (◘ Abb. 9.6).

Blutungen bei tieferen Wunden müssen durch einen Druckverband gestoppt werden: Ein sauberes oder steriles Tuch auf die Wunde legen und dieses leicht andrücken. Danach einen Verband anlegen.

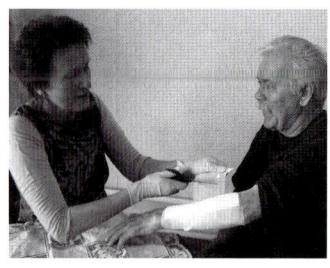

◘ **Abb. 9.6** Verband bei kleiner Verletzung

Erste Hilfe bei Verletzung einer Arterie

Blutungen bei Verletzung einer großen Arterie (Pulsader) können in kurzer Zeit (wenige Minuten) zum Tode führen. Die Blutung ist kräftig, pulsierend und spritzt, die Farbe des Blutes ist hellrot. Bei Verletzung einer Arterie muss schnell und richtig reagiert werden:

Wenn sich der Unfall im Pflegeheim ereignet, unverzüglich eine Pflegefachkraft rufen.

Arterienblutung

- Notruf absetzen (Notruf 112, im Pflegeheim eine weitere Person rufen, die dann die Meldung macht)
- Blutung mit festem Druck stoppen, dabei steriles oder sauberes Tuch verwenden, zur Not mit der bloßen Hand
- Wenn möglich, einen Druckverband anlegen; wenn der Verband durchblutet, noch einmal fest auf die Wunde drücken, evtl. einen zweiten Verband darüber legen (ersten Verband belassen!)
- Wenn möglich die blutende Stelle hoch halten
- Die betroffene Person möglichst in Schocklagerung bringen (Beine hochlagern)

9.4.3 Erste Hilfe bei Verbrennungen/Verbrühungen

Verbrennungen oder Verbrühungen entstehen oftmals durch Unachtsamkeit, aber auch durch mangelnde Sinnesleistungen im Alter. Gerade durch den zunehmenden Verlust der Alltagskompetenz bei Demenzerkrankten besteht ein hohes Unfallrisiko. Neben Stürzen sind vor allem Verbrennungen und Verbrühungen häufig. Sie können durch brennende Kerzen, Heizlüfter, Badewasser, heiße Herdplatten oder heiße Getränke verursacht werden (Demenzkranke haben u. U. Schwierigkeiten bei der Beurteilung der richtigen Temperatur). Anzeichen für Verbrennungen/Verbrühungen sind starke Schmerzen und Rötung der Haut bis zur Blasenbildung.

Erste Hilfe bei kleineren Verbrennungen/Verbrühungen

Kleiner Unfall

- Bei Verbrühung: Kleider sofort entfernen
- Bei Verbrennung: Kleider nur entfernen, wenn sie nicht haften; haftenden Stoff belassen
- Leichte Verbrennungen und Verbrühungen immer kühlen, bevor man sie weiter versorgt; betroffene Körperstelle unter fließendes, ca. 20 °C kühles Wasser halten, oder in kühles Wasser tauchen
- Zur weiteren Versorgung die Pflegefachkraft hinzuziehen und den Hausarzt informieren

Erste Hilfe bei großen Verbrennungen/Verbrühungen

Großer Unfall

- Kleidung – wenn möglich – sofort entfernen (ggf. bei anhaftender Kleidung, lose Kleidungsstücke abschneiden)
- Kaltwasseranwendung an der verbrannten/verbrühten Stelle
- Nicht betroffene Körperteile warm einpacken

> Bei Verbrennungen, die größer sind als 10% der Körperoberfläche sofort Notruf absetzen. Keine Hausmittel (Salben, Puder, Öl) anwenden!

9.4.4   Erste Hilfe bei Vergiftungen

Die häufigsten Vergiftungsfälle geschehen im Kindesalter, jedoch steigt im Alter die Gefahr von Vergiftungen wieder an. Demenzkranken fehlt selbst bei erhaltenem Geruchs- und Geschmackssinn oft die Fähigkeit, zwischen Genießbarem und Ungenießbarem zu unterscheiden. Vergiftungen können durch die Einnahme von Medikamenten, Putzmitteln, Pflanzenschutzmitteln, Haushaltsmitteln, Chemikalien, ätherischen Ölen, Parfums, Shampoos oder Ähnlichem entstehen. Bei jeglicher Form von Vergiftung ist ärztliche Hilfe notwendig.

> Bei Verdacht auf Vergiftung, sollte man sich an den Giftnotruf wenden. Telefonnummern der Giftnotzentralen befinden sich im Anhang 6. Bei Lebensbedrohung sofort den Notarzt rufen (Tel. 112).

Rechtskunde

Das Fundament des Rechts ist die Humanität.
Albert Schweitzer

In Pflegeeinrichtungen gelten eine Vielzahl von Gesetzen, Richtlinien und Verordnungen, die den Umgang mit Pflegebedürftigen regeln und die Rechte des Patienten bzw. des Bewohners stärken. Bei der Begleitung und Betreuung kommt der Demenzbegleiter mit diesen juristischen Vorgaben in Kontakt oder schlimmstenfalls sogar in Konflikt.
Um eine Sensibilität für gesetzliche Vorgaben zu erreichen und mögliche juristische Auseinandersetzungen auszuschließen, werden in diesem Kapitel die Grundlagen der Rechtskunde beschrieben, die für den Demenzbegleiter bei seiner täglichen Arbeit von Bedeutung sind.

10.1   Charta der Rechte hilfe- und pflegebedürftiger Menschen

Basis aller Maßnahmen, die bei der Pflege, Therapie und Begleitung durchgeführt werden, ist die Charta der Rechte des Menschen, der auf Hilfe, Unterstützung und Pflege angewiesen ist (▶ Übersicht).

> **Im Kontakt mit dementen Menschen, psychisch Kranken und geistig Behinderten müssen diese Rechte besonders geachtet werden, da die Betroffenen möglicherweise nicht in der Lage sind, selbst für ihre Rechte einzutreten.**

Die »Charta der Rechte hilfe- und pflegebedürftiger Menschen« beschreibt, welche Rechte diese Menschen und ihre Angehörigen in Deutschland haben, und informiert, wie der Hilfe- und Pflegeprozess konkret gestaltet werden kann.

Die Charta geht zurück auf die Arbeiten des im Herbst 2003 vom Bundesministerium für Familie, Senioren, Frauen und Jugend und dem Bundesministerium für Gesundheit initiierten »Runden Tisches Pflege«, eine Expertenarbeitsgruppe, die sich mit Pflegequalität beschäftigte.

Die »Charta der Rechte hilfe- und pflegebedürftiger Menschen« kann wie ein Grundgesetz zum Schutz dieser Menschen betrachtet werden.

Charta der Rechte hilfe- und pflegebedürftiger Menschen

Artikel 1: Selbstbestimmung und Hilfe zur Selbsthilfe
Jeder hilfe- und pflegebedürftige Mensch hat das Recht auf Hilfe zur Selbsthilfe sowie auf Unterstützung, um ein möglichst selbstbestimmtes und selbstständiges Leben führen zu können.

Artikel 2: Körperliche und seelische Unversehrtheit, Freiheit und Sicherheit
Jeder hilfe- und pflegebedürftige Mensch hat das Recht, vor Gefahren für Leib und Seele geschützt zu werden.

▼

Artikel 3: Privatheit

Jeder hilfe- und pflegebedürftige Mensch hat das Recht auf Wahrung und Schutz seiner Privat- und Intimsphäre.

Artikel 4: Pflege, Betreuung und Behandlung

Jeder hilfe- und pflegebedürftige Mensch hat das Recht auf eine an seinem persönlichen Bedarf ausgerichtete, gesundheitsfördernde und qualifizierte Pflege, Betreuung und Behandlung.

Artikel 5: Information, Beratung und Aufklärung

Jeder hilfe- und pflegebedürftige Mensch hat das Recht auf umfassende Information über Möglichkeiten und Angebote der Beratung, der Hilfe, der Pflege sowie der Behandlung.

Artikel 6: Kommunikation, Wertschätzung und Teilhabe an der Gesellschaft

Jeder hilfe- und pflegebedürftige Mensch hat das Recht auf Wertschätzung, Austausch mit anderen Menschen und Teilhabe am gesellschaftlichen Leben.

Artikel 7: Religion, Kultur und Weltanschauung

Jeder hilfe- und pflegebedürftige Mensch hat das Recht, seiner Kultur und Weltanschauung entsprechend zu leben und seine Religion auszuüben.

Artikel 8: Palliative Begleitung, Sterben und Tod

Jeder hilfe- und pflegebedürftige Mensch hat das Recht, in Würde zu sterben.

10.1.1 Bedeutung der Charta

Bei der Betreuung von Demenzerkrankten und psychisch oder geistig veränderten Menschen, sollte vor allem das Recht auf Selbstbestimmung, auf Privatheit, auf Kommunikation und Wertschätzung sowie das Recht auf Teilhabe an der Gesellschaft besonders bedacht werden, da die Betroffenen durch ihre Grunderkrankung in diesen Bereichen erheblich gefährdet sind.

Verletzungen dieser Rechte werden im Alltag oft nicht wahrgenommen, da die Betroffenen durch die veränderten Denkprozesse häufig nicht in der Lage sind, derartige Vorkommnisse zu kommunizieren.

❯ Aufgabe des Begleiters und aller an der Versorgung beteiligten Personen ist deshalb eine erhöhte Sensibilität und Aufmerksamkeit, um entsprechende Verletzungen dieser Rechte zu erkennen und zu vermeiden.

10.2   Schweigepflicht

Die Einhaltung der Verschwiegenheit ist besonders gegenüber Menschen mit psychischen Veränderungen und deren Angehörigen sehr wichtig.

> **Die Weitergabe von Informationen, auch versehentlich, über den Betroffenen, seine Erkrankung oder Verhaltensauffälligkeiten können zu einer sozialen Stigmatisierung führen und sind sowohl für den Betroffenen als auch für seine Familie peinlich, unangenehm und unbedingt zu vermeiden.**

10.2.1 Was fällt unter die Schweigepflicht?

Regelmäßig besteht eine Verschwiegenheitspflicht hinsichtlich dessen, was dem Verpflichteten gerade in seiner beruflichen Eigenschaft anvertraut oder auf andere Weise bekannt wurde. Das betrifft z. B. im medizinischen Bereich alle personenbezogenen Daten und Tatsachen.

Geschützte Daten:
- Die Tatsache, dass überhaupt ein Behandlungsverhältnis zu einer bestimmten Person besteht
- Die Art der Verletzung oder Erkrankung
- Der Unfallhergang oder Krankheitsverlauf
- Die Ergebnisse der Untersuchung, Diagnostik und (Verdachts-) Diagnose
- Die durchgeführten Maßnahmen
- Alle übrigen Informationen, die dem Helfer während des Behandlungsverhältnisses bekannt wurden, z. B. Wohn- und Lebenssituation, Sucht, sexuelle Vorlieben, Vermögenslage, körperliche Hygiene

Dies gilt, soweit die Einzelheiten Rückschluss auf eine bestimmte und dadurch identifizierbare Person zulassen, und auch über den Tod des Patienten hinaus.

10.2.2 Wem gegenüber gilt die Schweigepflicht?

Die Schweigepflicht gilt gegenüber jedem. Das sind z. B. auch Angehörige eines Betroffenen, Berufskollegen und Vorgesetzte des Schweigepflichtigen, soweit diese nicht selbst mit der Bearbeitung des konkreten Falles des Betroffenen befasst sind, darüber hinaus die eigenen Freunde und Familienangehörige des Verpflichteten, die Massenmedien und abhängig von gesetzlichen Regelungen auch gegenüber Polizei, Staatsanwaltschaft und Gerichten.

10.3 Wichtige gesetzliche Regelungen

Bezüglich der Finanzierung von Pflegeleistungen sind Grundkenntnisse über die soziale Gesetzgebung für den Demenzbegleiter notwendig.

10.3.1 Pflegeversicherung

❯ **Die Vorgaben des Sozialgesetzbuchs SGB XI bilden die Grundlage der Tätigkeit des Demenzbegleiters und der Einstufung von Pflegebedürftigen und sollten deshalb bekannt sein.**

Die Pflegeversicherung regelt prinzipiell verschiedene Leistungsansprüche.

§ 28 Leistungsarten, Grundsätze

1. Die Pflegeversicherung gewährt folgende Leistungen:
   1. Pflegesachleistung (§ 36)
   2. Pflegegeld für selbst beschaffte Pflegehilfen (§ 37)
   3. Kombination von Geldleistung und Sachleistung (§ 38)
   4. Häusliche Pflege bei Verhinderung der Pflegeperson (§ 39)
   5. Pflegehilfsmittel und technische Hilfen (§ 40)
   6. Tagespflege und Nachtpflege (§ 41)
   7. Kurzzeitpflege (§ 42)
   8. Vollstationäre Pflege (§ 43)
   9. Pflege in vollstationären Einrichtungen der Hilfe für behinderte Menschen (§ 43a)
   10. Leistungen zur sozialen Sicherung der Pflegepersonen (§ 44)
   11. Zusätzliche Leistungen bei Pflegezeit (§ 44a)
   12. Pflegekurse für Angehörige und ehrenamtliche Pflegepersonen (§ 45)
   13. Zusätzliche Betreuungsleistungen (§ 45b)
   14. Leistungen des Persönlichen Budgets nach § 17 Abs. 2 bis 4 des Neunten Buches

Versicherte haben gegenüber ihrer Pflegekasse oder ihrem Versicherungsunternehmen Anspruch auf Pflegeberatung (§ 7a).

Dabei spielt vor allem der § 45 eine Rolle, da hier die Voraussetzungen für Pflegebedürftige mit zusätzlichen Betreuungsleistungen und somit für die Tätigkeit des Demenzbegleiters geregelt werden.

Für den Demenzbegleiter ist es wichtig, diese Kriterien zu kennen, um beurteilen zu können, welche Versicherten einen Anspruch auf

In § 45 a werden Voraussetzungen und Leistungen für Personen mit erheblichen Einschränkungen der Alltagskompetenz (PEA) definiert.

entsprechende Leistungen haben bzw. wann dieser Anspruch sich verändert (▶ Anhang 8).

> ❯ **In diesem Fall sollte der Begleiter die zuständige Einrichtungsleitung über Veränderungen informieren.**

10.3.2 Das Pflege-Neuausrichtungs-Gesetz

Zum 01.01.2013 tritt das Pflege-Neuausrichtungs-Gesetz (PNG) in Kraft. Dadurch sollen Leistungen für Menschen mit Demenz verbessert werden, da diese gerade im häuslichen Bereich häufig in der Pflegestufe 0 eingestuft werden und deshalb keinen Anspruch auf Pflegegeld oder Pflegesachleistung haben.

Zusätzlich zu dem bisher gewährten Betreuungsbetrag von 100 bzw. 200 Euro für Personen mit eingeschränkter Alltagskompetenz PEA sollen Pflegesachleistungen und Pflegegeld für Demenzkranke erhöht werden. Als Berechnungsgrundlage gilt nun der Betrag der sogenannten Pflegestufe 0, der dann bei monatlich 225 Euro Pflegesachleistung bzw. 120 Euro Pflegegeld liegt (◘ Tab. 10.1). Die Beträge der anderen Pflegestufen werden entsprechend angepasst, mit Ausnahme der Pflegestufe 3.

Außerdem bekommen Bewohner von ambulanten Wohngemeinschaften unter bestimmten Voraussetzungen einen Betrag von bis zu 200 Euro im Monat zusätzlich, um eine Person zu finanzieren, die sie bei der Organisation des Zusammenlebens unterstützt und dadurch die Eigenständigkeit und Unabhängigkeit erleichtert. Diese Aufgabe könnte von Demenzbegleitern übernommen werden. Somit entstehen voraussichtlich auch neue Aufgabengebiete für Begleiter durch das PNG.

Im stationären Bereich wurde lediglich der Personalschlüssel verändert. Auf eine Vollzeitstelle in der zusätzlichen Betreuung kommen nun 24 statt bisher 25 anspruchsberechtigte Bewohner. Diese Veränderung ist im Berufsalltag wahrscheinlich nicht spürbar.

◘ **Tab. 10.1** Pflegegeld und Pflegesachleistung bei Demenz

Pflegestufe	Pflegegeld	Pflegesachleistung
0	120 €	225 €
1	305 €	665 €
2	525 €	1.250 €
3	700 €	1.550 €

Pflegegeld und -sachleistung nach dem PNG

10.3.3 Straftaten gegen das Leben

Bei der Begleitung und Betreuung besteht die Gefahr, unbewusst eine Straftat gegen das Leben zu verüben. An dieser Stelle werden deshalb Beispiele aus dem Pflegebereich aufgezählt, die unter § 223 »Körperverletzung« des Strafgesetzbuchs (StGB) bzw. § 323 »Unterlassene Hilfeleistung« StGB fallen und eine Bestrafung nach sich ziehen können.

Die Delegation von behandlungspflegerischen Maßnahmen, etwa Injektionen oder Verbandswechsel, an Pflegehilfskräfte stellt eine Anstiftung zur Körperverletzung dar.

Die Medikamentenverabreichung ohne ärztliche Anordnung kann eine vorsätzliche oder eine fahrlässige Körperverletzung bedeuten, insbesondere bei der Gabe von Psychopharmaka oder anderen Medikamenten mit erheblichen Nebenwirkungen. Auch eine versehentliche Medikamentenverwechslung, das Verweigern einer Medikamentengabe durch die Pflegekraft oder die fehlerhafte Dosierung entspricht prinzipiell einer Körperverletzung.

Eine nicht fachgerechte Wundversorgung ist ebenfalls eine Form der Körperverletzung.

Eine Mitarbeiterin einer Pflegeeinrichtung wird beim Betreten des Zimmers durch den Patienten angegriffen, da dieser sie nicht erkennt. Er schreit laut und beginnt sie zu würgen. Die Betreuungskraft tritt den Patienten, um sich zu befreien. Eine Zeugin bemerkt das Geschrei und holt Hilfe. Beide Beteiligten tragen leichte Verletzungen davon. Eine Körperverletzung durch den Patienten liegt in diesem Fall nicht vor, da er wegen psychischer Störung schuldunfähig bzw. vermindert schuldfähig ist. Auch die Betreuungskraft kann nicht wegen Körperverletzung belangt werden, weil sie in dieser Situation in Notwehr gehandelt hat.

Die Missachtung von Hygienevorschriften kann den Tatbestand der Körperverletzung erfüllen, wenn dadurch gesundheitliche Schäden verursacht werden. Die Mitarbeiter eines Pflegeheims waschen ihre Dienstkleidung in der häuslichen Waschmaschine. Die Familie einer Mitarbeiterin ist an einem Norovirus erkrankt, wodurch eine Übertragung auf mehrere Patienten stattfindet.

Mangelernährung und Exsikkose als Folge einer nicht adäquaten Pflege entsprechen einer Straftat gegen die körperliche Unversehrtheit. Aus Zeitmangel wurde eine Patientin, die nicht mehr eigenständig Nahrung aufnehmen kann, über einen längeren Zeitraum nicht ausreichend mit Essen und Flüssigkeit versorgt. Eine eindeutige Dokumentation im Ernährungs- und Flüssigkeitsprotokoll war nicht vorhanden. In diesem Fall lautete der Tatbestand nicht Körperverletzung, sondern Misshandlung von Schutzbefohlenen, da der Patientin die Nahrung und Flüssigkeit auch gegen ihren Willen durch Zukneifen der Nase verabreicht wurde. Außerdem ist in diesem Fall auch der Tatbestand der Unterlassenen Hilfeleistung gegeben.

▼

Eine fehlende oder lückenhafte Dokumentation kann ebenfalls den Vorwurf der Körperverletzung nach sich ziehen. Eine mangelhafte Eintragung im Lagerungsprotokoll bei gleichzeitigem Entstehen eines Dekubitus führt dazu, dass die korrekte und fachgerechte Durchführung der **Dekubitusprophylaxe** nicht bewiesen werden kann. Da in diesem Fall eine Beweislastumkehr erfolgt, gelten nicht dokumentierte Maßnahmen als nicht durchgeführt.

Auch das Bürgerliche Gesetzbuch beinhaltet Aussagen, die die Tätigkeit des Demenzbegleiters beeinflussen. Die Grundlage der rechtlichen Betreuung wurde in Deutschland durch das am 1. Januar 1992 in Kraft getretene Betreuungsgesetz geschaffen.

10.3.4 Gesetzliche Betreuung

Die gesetzliche Betreuung ist im Wesentlichen in den §§ 1896ff des Bürgerlichen Gesetzbuchs (BGB) geregelt.

Wenn ein Volljähriger aufgrund einer psychischen Erkrankung oder einer Behinderung seine Angelegenheiten nicht mehr alleine regeln kann, wird auf Antrag vom Vormundschaftsgericht ein Betreuer eingesetzt. Der Betroffene muss zuvor vom Richter angehört werden. Ein Betreuer darf nur für die Bereiche bestellt werden, in denen die Betreuung erforderlich ist. Sie ist nicht erforderlich, wenn die Angelegenheiten durch einen Bevollmächtigten geregelt werden können.

Aufgabenkreise des Betreuers:

- Gesundheitsfürsorge, Personensorge
    - Ärztliche Versorgung
    - Einleitung und Zustimmung zu therapeutischen Maßnahmen
    - Zustimmung zu Operationen
    - Aufklärung des Betreuers über Wirkung und Nebenwirkungen von Medikamenten durch den Arzt
- Vermögenssorge
    - Geltendmachung von Einkommensansprüchen
    - Antragstellung auf Rente
    - Antragstellung auf Leistungen der Kranken- oder Pflegekasse
    - Steuererklärung
    - Schuldenregulierung
    - Barbetragsverwaltung
- Aufenthaltsbestimmung
    - Wohnungsangelegenheiten
    - Festlegung des Lebensmittelpunkts
    - Zustimmung zur Unterbringung

Die Einrichtung sollte für diesen Fall eine Verfahrensregel erstellen, um Zuständigkeit und Verantwortung eindeutig festzulegen.

Für den Demenzbegleiter ist es wichtig, im Falle von Entscheidungen, die der Befugnis des Betreuers unterliegen, genau zu wissen, für welchen Bereich welche Person zuständig ist, damit diese im Notfall unverzüglich kontaktiert werden kann, etwa bei einer notwendigen Krankenhauseinweisung.

An dieser Stelle werden Konfliktsituationen im Umgang mit der gesetzlichen Betreuung beispielhaft dargestellt, um auch für diesen Bereich eine erhöhte Sensibilität zu erreichen.

Herr Volk ist 82 Jahre alt und lebt in einer eigenen kleinen Wohnung in der Nachbarschaft seiner jüngsten Tochter. Diese kümmert sich mehrmals täglich um Herrn Volk und ist darüber hinaus Betreuerin für finanzielle Angelegenheiten. Der Patient hat zwei weitere Kinder, eine Tochter, die mehrere hundert Kilometer entfernt lebt, und einen Sohn vor Ort, der die Betreuung für Gesundheitsfürsorge und Aufenthaltsbestimmung übernommen hat.

Vor zwei Wochen stürzte Herr Volk in seiner Wohnung und zog sich dabei eine Fraktur des Oberschenkelhalses zu. Die Tochter, die kurz darauf nach ihm sehen wollte, veranlasste umgehend eine Krankenhauseinweisung. Bei der Operation traten jedoch Komplikationen auf, so dass Herr Volk derzeit wegen Ateminsuffizienz auf der Intensivstation behandelt werden muss. Aufgrund multipler Vorerkrankungen führt der Stationsarzt ein Gespräch mit Tochter und Sohn von Herrn Volk, um sie über eine eventuell erforderliche Reanimation aufzuklären. Tochter und Sohn vertreten jedoch verschiedene Ansichten, wobei die Tochter eine Reanimation befürwortet und der Sohn, der die Betreuung für Gesundheitsfürsorge ausübt, eine Reanimation ablehnt. Auch nach Befragen der entfernt lebenden Tochter kann keine Einigung erzielt werden.

In ähnlicher Weise beeinflusst das Vorliegen einer Vollmacht oder einer Patientenverfügung die Entscheidungsfindung im Umgang mit Demenzerkrankten, psychisch Kranken und geistig Behinderten.

10.3.5 Vollmacht

Bei der Vollmacht wird auf direktem Wege eine Vertretungsbefugnis auf den Vollmachtnehmer übertragen. Der Vollmachtgeber legt in gesunden Tagen fest, dass der Vollmachtnehmer berechtigt ist, in seinem Namen zu handeln. Die genauen gesetzlichen Vorschriften für die Vollmacht sind im BGB geregelt.

An dieser Stelle wird zum besseren Verständnis ebenfalls eine konflikthafte Beispielsituation beschrieben.

Frau Meyer lebt in einem Betreuten Wohnen, da sie zuhause nicht mehr zurechtkam. Ihren beiden Kindern hat sie eine Generalvollmacht erteilt, da sie beiden volles Vertrauen entgegenbringt. Die Tochter geht einmal in der Woche zur Bank und hebt einen gemeinsam vereinbarten Betrag von Frau Meyers Konto ab. Über dieses Geld verfügt Frau Meyer, ähnlich

▼

einem Taschengeld. Seit einigen Wochen stellt die Tochter allerdings fest, dass Frau Meyer zusätzlich größere Beträge von ihrem Konto abgehoben hat, obwohl sie keine größeren Anschaffungen getätigt hat. Frau Meyers Kinder sind darüber sehr verwundert, im Gespräch mit der Mutter stellt sich jedoch heraus, dass Frau Meyer größere Beträge von mehreren 1000 Euro an andere Bewohner und an das Pflegepersonal des Betreuten Wohnens verschenkt hat. Beide Kinder machen sich deshalb große Sorgen um die finanzielle Zukunft ihrer Mutter. Diese beteuert jedoch, dass sie das Geld aus freiem Willen verschenkt und dies auch so beibehalten möchte. Die Bevollmächtigten sind in diesem Fall nicht berechtigt, gegen den Willen der Mutter zu handeln. Sie beantragen beim Vormundschaftsgericht eine gesetzliche Betreuung für finanzielle Angelegenheiten.

Noch schwieriger ist die Entscheidungsfindung, wenn eine Patientenverfügung vorliegt. Die rechtliche Lage wurde zum 01. September 2009 noch einmal verändert.

10.3.6 Patientenverfügung

Ein Beispiel zum Thema Entscheidung am Lebensende wird an dieser Stelle beschrieben, da die Bedeutung und Gültigkeit von Patientenverfügungen immer wieder zu Problemen führte.

> **Patientenverfügung**
>
> Bei einer Patientenverfügung handelt es sich um eine **vorsorgliche Willenserklärung.** Darin enthalten sind neben Wertvorstellungen und Wünschen auch Bestimmungen zu **Behandlungsmaßnahmen.**

Die Patientenverfügung wird wirksam, wenn der Betroffene nicht mehr in der Lage ist, seine notwendige Zustimmung oder Ablehnung zu einer Behandlungsmaßnahme direkt kund zu tun. Eine Patientenverfügung muss schriftlich verfasst sein.

Das Vorliegen einer Patientenverfügung kann bei den an der Versorgung beteiligten Personen zu Meinungsverschiedenheiten und Zweifeln führen.

Frau Bayer ist 94 Jahre alt und lebt mit ihrem Sohn, dessen Ehefrau und zwei erwachsenen Enkelkindern in einem Haus. Seit acht Jahren wird sie zusätzlich von einem ambulanten Pflegedienst mitbetreut, der mittlerweile dreimal am Tag vorbei kommt. Die Grundpflege am Morgen wird überwiegend von Pflegekraft Silvia durchgeführt. Sie kommt schon seit mehreren Jahren regelmäßig zu Frau Bayer und hat ein herzliches, familiäres Verhältnis zu ihr und ihren Angehörigen.

▼

In den letzten Monaten hat sich der körperliche Zustand der Patientin massiv verschlechtert, es kam der Verdacht auf eine Tumorerkrankung hinzu. Frau Bayer und ihre Familie lehnten eine weitere Diagnostik wegen des hohen Alters und des zuvor schon eingeschränkten Allgemeinzustands ab. Stattdessen hat Frau Bayer aus freiem Willen und im Zustand geistiger Gesundheit eine Patientenverfügung verfasst, in der sie eine Krankenhausaufnahme, eine Reanimation, künstliche Ernährung und eine Infusions- und Antibiotikatherapie ausdrücklich ablehnt. Die Familie befürwortet ihre Entscheidung und teilt diese auch dem behandelnden Arzt und dem ambulanten Pflegedienst mit. Schwester Silvia und ihre Kollegen können die Beweggründe von Frau Bayer nachvollziehen.

Frau Bayers Zustand verschlechtert sich dramatisch und sie wird zunehmend somnolent, so dass eine ausreichende Flüssigkeitsversorgung nicht mehr gewährleistet ist. Hinzu kommt eine beginnende Pneumonie mit erhöhten Temperaturen. Inzwischen zweifelt Silvia an der Entscheidung von Frau Bayer. Sie grübelt, ob eine Antibiotikagabe und eine Infusionstherapie eventuell angezeigt wären, und bespricht dies auch mit ihren Kollegen in der Teambesprechung. Diese vertreten jedoch die einheitliche Auffassung, dass dieses Vorgehen Frau Bayers Wünschen entspricht und deshalb auch gerechtfertigt ist. Nach fast sechs Wochen verstirbt Frau Bayer im Kreise ihrer Angehörigen.

Auch das Problem der Freiheitsentziehung ist für den Demenzbegleiter bedeutend, wenn Betroffene in der Betreuungssituation mit Fixiergurten und anderen Maßnahmen teilnehmen oder sich während der Maßnahme entfernen möchten.

10.3.7 Freiheitsentziehung

Die gesetzlichen Grundlagen der Freiheitsentziehung werden an dieser Stelle dargestellt. Die Freiheit jedes Menschen wird garantiert durch das Grundgesetz (GG):

- (1) Jeder hat das Recht auf freie Entfaltung seiner Persönlichkeit, soweit er nicht die Rechte anderer verletzt und nicht gegen die verfassungsgemäße Ordnung oder das Sittengesetz verstößt.
- (2) Jeder hat das Recht auf Leben und körperliche Unversehrtheit. Die Freiheit der Person ist unverletzlich. In diese Rechte darf nur aufgrund eines Gesetzes eingegriffen werden. (GG Art. 2)

Diese grundgesetzlich garantierte Freiheit kann nur unter Berücksichtigung der Vorgaben im Betreuungsrecht des BGB § 1906 eingeschränkt werden oder wenn ein rechtfertigender Notstand vorliegt, das bedeutet eine Situation der Notwehr, um Schaden von anderen oder der betroffenen Person abzuwenden (§ 34 StGB).

Der § 1906 BGB beschäftigt sich mit der **Unterbringung** des Betreuten in einer Einrichtung, die mit Freiheitsentziehung verbunden ist. Durch den Betreuer kann diese nur veranlasst werden, wenn bestimmte Voraussetzungen vorliegen.

Voraussetzungen für eine Unterbringung:

- Aufgrund einer psychischen Krankheit oder geistigen oder seelischen Behinderung des Betreuten, wenn die Gefahr besteht, dass er sich selbst tötet oder erheblichen gesundheitlichen Schaden zufügt.
- Wenn eine Untersuchung des Gesundheitszustands, eine Heilbehandlung oder ein ärztlicher Eingriff notwendig ist, der ohne die Unterbringung des Betreuten nicht durchgeführt werden kann, und der Betreute aufgrund einer psychischen Krankheit oder geistigen oder seelischen Behinderung die Notwendigkeit der Unterbringung nicht erkennen oder nicht nach dieser Einsicht handeln kann.

Freiheitsbeschränkung durch mechanische Vorrichtungen

Auf dem Pflegemarkt existiert eine Vielzahl von Hilfsmitteln, die der Freiheitsbeschränkung durch mechanische Vorrichtungen dienen. Dabei handelt es sich um Vorrichtungen, die am Bett, am Stuhl oder am Rollstuhl des Patienten angebracht werden.

Mechanische Vorrichtungen:

- Bettgitter
- Schutzdecken, Betttücher
- Bauchgurte
- Hand-, Fuß- oder Schultergurte
- Therapietische für Stuhl oder Rollstuhl
- Bettgitter

Geschlossene Unterbringung

Das Einschließen in der Wohnung, in einem geschlossenen Wohnbereich oder in einem Zimmer zählt zu den freiheitsentziehenden Maßnahmen, die nur mit einer Legitimation durchgeführt werden dürfen.

> ❯ In diesen Bereich fallen noch andere Methoden, die den Patienten am Verlassen einer Räumlichkeit hindern sollen, etwa das Wegnehmen von Schuhen, Kleidung, Brille, Rollstuhl, Rollator oder anderen Hilfsmitteln.

Wenn der Betroffene nicht einwilligungsfähig ist, wie dies bei Menschen mit Demenz sehr häufig der Fall ist, muss auf jeden Fall eine richterliche Genehmigung eingeholt werden. Diese wird meistens zeitlich befristet und muss deshalb bei Bedarf entsprechend verlängert werden. Der Antrag muss durch den gesetzlichen Betreuer gestellt werden.

Alternativ können elektronische Hilfsmittel eingesetzt werden, die das Verlassen der Wohnung bzw. der Einrichtung zuverlässig anzeigen. Diese werden in Form von Arm- oder Fußbändern bzw. Chips zum Einnähen in die Kleidung angeboten und funktionieren durch Funkwellen oder Satellitentechnik.

Der Vorteil des GPS-Systems ist das leichtere Auffinden des Betroffenen, da das System bei Bedarf den Aufenthaltsort ermittelt und beispielsweise als SMS versendet. Auch hierbei handelt es sich um eine genehmigungspflichtige Freiheitsentziehung.

10.4 Infektionsschutzgesetz

Das Infektionsschutzgesetz (IfSG) löste zum 01.01.2001 unter anderem das Bundesseuchengesetz und das Gesetz zur Bekämpfung der Geschlechtskrankheiten ab.
- § 1 Zweck des Gesetzes
  (1) Zweck des Gesetzes ist es, übertragbaren Krankheiten beim Menschen vorzubeugen, Infektionen frühzeitig zu erkennen und ihre Weiterverbreitung zu verhindern.

> Die Sektion »Hygiene in der ambulanten und stationären Kranken- und Altenpflege, Rehabilitation« der Deutschen Gesellschaft für Krankenhaushygiene (DGKH) fordert außerdem aufgrund der zunehmend problematischen Bedingungen in Pflegeeinrichtungen, die Etablierung von Hygienebeauftragten mit qualifizierter Weiterbildung in allen Pflegeeinrichtungen.

Aufgabe des Hygienebeauftragten ist die Erarbeitung des einrichtungsinternen Hygieneplans und die regelmäßige Kontrolle der Einhaltung der hygienischen Vorschriften. Der Hygienebeauftragte hat außerdem eine beratende Funktion für alle Mitarbeiter, wenn Probleme oder Unklarheiten bezüglich der Hygiene auftreten.

Für das Auftreten verschiedener Infektionserkrankungen oder **Parasiten** sollen Maßnahmenpläne vorliegen, die im Akutfall sofort verfügbar sind und jedem Mitarbeiter eine rechtzeitige, adäquate Reaktion auf die Infektion ermöglichen. Diese Maßnahmenpläne sollten entweder jedem Mitarbeiter direkt ausgehändigt werden oder in den Stationszimmern aufbewahrt werden, da bei einigen Krankheitsbildern eine sofortige Reaktion erforderlich ist.

Maßnahmenpläne:
- Durchfallerkrankungen, vor allem Noro-Virus
- Influenza bzw. Neue Grippe
- Läusebefall
- Skabies (Krätze)
- MRSA

Kooperation

Es gibt Menschen, die von ihren Mitmenschen auf den Schultern
getragen werden wollen. Diese Leute übersehen aber, dass es nur
vorwärts geht, wenn wir uns gegenseitig stützen und unterstützen.
Henry Ford II

Im Pflegeweiterentwicklungsgesetz wurde die Tätigkeit des Demenzbegleiters bzw. der zusätzlichen Betreuungskräfte in einer Richtlinie im
August 2008 neu geschaffen und genauer definiert. Die Richtlinie macht
eindeutige Angaben zu den Aufgaben und zur Qualifikation dieser Mitarbeiter, um die Versorgungssituation von Menschen mit demenzbedingten
Fähigkeitsstörungen, psychischen Erkrankungen oder geistigen Behinderungen im Sinne des Paragraphen 45a Abs. 1 SGB XI zu verbessern.
Die Kooperation des Demenzbegleiters innerhalb der Einrichtung wird in
dieser Richtlinie nicht genauer festgelegt. Die Einrichtung selbst legt fest,
welche Organisationsstruktur sie hierfür auswählt.
Zur Gewährleistung einer möglichst umfassenden Betreuung von Personen mit eingeschränkter Alltagskompetenz, muss die Zusammenarbeit
im Team und mit Angehörigen genau geregelt werden. Zuständigkeiten,
Verantwortung, Ansprechpartner und Aufgabenbereiche sollten in einer
Stellenbeschreibung für jeden Mitarbeiter einsehbar sein.

11.1   Kooperation in der Einrichtung

Um eine gute Zusammenarbeit zwischen den einzelnen Berufsgruppen innerhalb einer Pflegeeinrichtung zu ermöglichen, muss jeder
Mitarbeiter genau wissen, welche Aufgaben er übernimmt, welche
Verantwortung ihm dabei zufällt und welche Stelle innerhalb der Organisation ihm über- und untergeordnet ist.

Die genaue Kenntnis der organisatorischen Besonderheiten einer
Pflegeeinrichtung ist deshalb für den Demenzbegleiter wichtig. In
übersichtlicher Form existiert diese Aufbaustruktur durch das Organigramm der Pflegeeinrichtung, das üblicherweise im Qualitätsmanagement-Handbuch zu finden ist.

11.1.1 Organisationsstruktur

Das **Organigramm** beinhaltet Aussagen zur Aufbauorganisation eines
Unternehmens und sollte jedem Mitarbeiter bekannt sein. An dieser
Stelle werden lediglich die einzelnen Organisationseinheiten aufgezählt, da die Aufbauorganisation sich von Einrichtung zu Einrichtung
erheblich unterscheidet.

Organisationseinheiten:
- Einrichtungsleitung, z. B. Geschäftsführer, Heimleitung
- Pflegebereich mit Pflegedienstleitung (PDL), Wohnbereichslei-
  tung (WBL) und Schichtleitung (SL)

- Hauswirtschaft mit Hauswirtschaftsleitung (HWL)
- Technik mit technischem Leiter
- Abteilung Beschäftigungstherapie
- Externe Kooperationspartner, z. B. Wäscherei, Apotheken, Sanitätshäuser, Catering
- Ehrenamtliche Mitarbeiter
- Heimbeirat

Je genauer die Organisationsstruktur definiert ist, desto einfacher funktioniert die alltägliche Kooperation der verschiedenen Berufsgruppen. Das Qualitätsmanagement-Handbuch beinhaltet deshalb auch eindeutige Vorgaben zu den Themen Kommunikation, Informationsweitergabe und Dokumentation (▶ Kap. 5) sowie zum Konzept der Betreuung.

Abhängig ist das Ergebnis allerdings auch vom Selbstverständnis der einzelnen Berufsgruppen. Da das Berufsbild des Demenzbegleiters noch relativ neu ist, ist hier noch kein einheitliches Bild entstanden. Allerdings hat sich die anfängliche Skepsis inzwischen in eine positive Einstellung gegenüber der zusätzlichen Betreuung gewandelt.

11.1.2 Verantwortung

Innerhalb dieses Gefüges übernimmt der Demenzbegleiter Aufgaben, die in der Betreuungskräfte-Richtlinie genau definiert sind.

Aufgaben des Demenzbegleiters:
- Malen und Basteln
- Handwerkliche Arbeiten und leichte Gartenarbeiten
- Haustiere füttern und pflegen
- Kochen und Backen
- Anfertigung von Erinnerungsalben oder -ordnern
- Musik hören, musizieren, singen
- Brett- und Kartenspiele
- Spaziergänge und Ausflüge
- Bewegungsübungen und Tanzen in der Gruppe
- Besuch von kulturellen Veranstaltungen, Sportveranstaltungen, Gottesdiensten und Friedhöfen
- Lesen und Vorlesen
- Fotoalben anschauen
- Für Gespräche zur Verfügung stehen

Betreuungs- und Aktivierungsangebote sollen sich an den Erwartungen, Wünschen, Fähigkeiten und Befindlichkeiten der Heimbewohner unter Berücksichtigung ihrer jeweiligen Biografie, ggf. einschließlich ihres **Migrationshintergrund**es, dem Geschlecht sowie dem jeweiligen situativen **Kontext** orientieren.

Um diese Aufgaben erfüllen zu können, benötigt der Demenzbegleiter wichtige Informationen über die Betroffenen (▶ Kap. 5) und über die Gegebenheiten innerhalb der Einrichtung.

Folgende Fragen müssen im Vorfeld geklärt werden:

- Welche Aufgaben übernimmt der Demenzbegleiter?
- Welche Materialien stehen zur Verfügung?
- Welche Räumlichkeiten können genutzt werden?
- Wie funktioniert die Materialbeschaffung?
- Ist für die Materialien ein finanzielles Budget vorhanden?
- Wie funktioniert die Kooperation mit anderen Abteilungen, z. B. Beschäftigungstherapie, Pflege, Hauswirtschaft?
- Wer holt und bringt die Teilnehmer?
- Welche Stelle ist übergeordnet?
- Wer sind die zuständigen Ansprechpartner und wie können sie erreicht werden?
- Wie werden Informationen weitergeleitet?
- Welche Besprechungen finden statt und wer nimmt daran teil?
- Wer ist zuständig für die Dokumentation der Maßnahmen (▶ Anhang 3, 4 und 5)?

Um diese Fragen umfassend zu beantworten und das Ergebnis zu dokumentieren, befindet sich im Anhang ein Formular als Hilfestellung zur Vorbereitung und Reflexion des Praktikums und der Tätigkeit des Demenzbegleiters (▶ Anhang 7).

11.1.3 Stellenbeschreibung

Die Aufgaben des Demenzbegleiters sind zwar in der Betreuungskräfte-Richtlinie definiert, dennoch ist es sinnvoll, diese Aufgaben in einer **Stellenbeschreibung** festzuhalten. Für die Vorbereitung auf das Praktikum kann die Stellenbeschreibung eine wesentliche Erleichterung darstellen.

 Selbstverständlich muss der Demenzbegleiter die Inhalte der Stellenbeschreibung zu Beginn seiner Tätigkeit kennen.

11.1.4 Konzeption

Jede Pflegeeinrichtung sollte für die verschiedenen Bereiche der Leistungserbringung eine Konzeption erstellen. Diese beinhaltet genauere Informationen zu den Zielen, zur personellen Ausstattung, zur Durchführung der Leistungen und zur Überprüfung der Ergebnisqualität. Von Vorteil ist es immer, wenn die Personen, die die Leistung erbringen, direkt in die Erarbeitung des Konzepts eingebunden werden.

An dieser Stelle werden mögliche Inhalte der Konzeption »Zusätzliche Betreuung« aufgeführt. Weitere Konzepte, die für den Demenzbegleiter wichtig sein können, sind die Bereiche »Pflege«, »Milieugestaltung« und »Angehörigenarbeit«.

Konzept Betreuung und Aktivierung:

- Leitbild der Einrichtung und ggf. der Betreuung
- Ziele der Betreuung
- Anspruchsberechtigte Personen
- Aufgaben der Betreuung
- Leistungen
- Einarbeitung
- Dokumentation
- Fortbildung
- Besonderheiten, beispielsweise immobile Bewohner, beschützte Wohnbereiche

11.2 Kooperation mit Angehörigen

Außer der **Kooperation** innerhalb der Einrichtung sind die Zusammenarbeit und der Kontakt mit Angehörigen wichtige Faktoren, um eine gelungene Begleitung zu ermöglichen. Als Mitarbeiter einer Pflegeeinrichtung hat man jedoch häufig das Gefühl, Angehörige verhalten sich kritisch, beobachtend und vorwurfsvoll.

> ❯ **Dabei muss man immer bedenken, dass es für Angehörige eine enorme psychische Belastung bedeutet, den Betroffenen in »fremde Hände« zu geben, mit dem Gefühl, die eigene Verantwortung zu vernachlässigen und die Kontrolle über den Zustand des Betroffenen zu verlieren.**

Eine **konstruktive** Kooperation mit Angehörigen ist deshalb nur möglich, wenn der Demenzbegleiter die emotionale Situation des Angehörigen versteht und versucht, Angehörige und Bezugspersonen in Aktivitäten und Entscheidungen mit einzubeziehen.

> ❯ **Regelmäßige Aktivitäten, Gespräche, Veranstaltungen und Befragungen gemeinsam mit Mitarbeitern, Betroffenen, Angehörigen und Bezugspersonen sind Voraussetzung für einen offenen Meinungsaustausch, für kreative Ideen und für die Möglichkeit, konstruktiv Kritik zu üben und gemeinsam Verbesserungsvorschläge zu erarbeiten.**

Mögliche Aktivitäten, die die Kooperation mit Angehörigen fördern, werden in Kapitel 6 »Betreuung« beschrieben (▶ Kap. 6).

Ein weiterer wichtiger Faktor ist die Unterstützung der Angehörigenarbeit, die normalerweise durch die Einrichtungsleitung geplant wird. Auch dabei können Demenzbegleiter sich aktiv einbringen, da das Verständnis der Angehörigen und Bezugspersonen für Maßnahmen zunimmt, wenn sie gut informiert sind. Auch die Einstellung zum Krankheitsbild kann durch eine gezielte Angehörigenarbeit verbessert werden, wobei auch der Austausch der Bezugspersonen untereinander gefördert werden kann.

Bei einem Angehörigenabend zum Thema »Aktivierung« werden die verschiedenen Materialien nach Themen gegliedert auf Tischen ausgelegt, die Angehörigen können anfassen und ausprobieren, der Begleiter beantwortet Fragen und leitet an. Bei einem Angehörigenabend zum Thema »Hilfsmittel« können Angehörige einen Rollstuhlparcours ausprobieren und andere Hilfsmittel kennenlernen. Auch ein »Rollstuhlführerschein« kann Sicherheit vermitteln.

Bei einem Angehörigenabend zum Thema »Demenz« dürfen Angehörige die Perspektive wechseln und sich in einen dementen Menschen hineinversetzen: Stellen Sie sich vor, Sie möchten in Urlaub fliegen und landen versehentlich in China. Am Flughafen sprechen Sie die freundliche Dame an der Information an, da Sie gar nicht wissen, wo Sie sind und wohin Sie gehen können. Sie lächelt Sie freundlich an und erklärt Ihnen in einer völlig unverständlichen Sprache den Weg.

Sie als Betreuer und Angehörige sowie Bezugspersonen können durch direkte Erfahrungen mehr Empathie und Verständnis für den dementen Menschen und füreinander entwickeln. Ein Umgang, der von Verständnis und Offenheit geprägt ist, erleichtert die Zusammenarbeit mit allen an der Versorgung beteiligten Personen.

Ausblick

Wie eingangs erwähnt, ist der Einsatz von ausgebildeten Demenzbegleitern eine Erfolgsgeschichte geworden. In den letzten 4 Jahren wurden viele zusätzliche Betreuungskräfte ausgebildet und haben eine Anstellung in Pflegeheimen gefunden. Das im Dezember 2011 erstellte Gutachten des IGES-Instituts im Auftrag des GKV-Spitzenverbandes kommt zu dem Ergebnis, dass sich durch die zusätzliche Betreuung die Versorgung der Pflegebedürftigen insgesamt verbessert habe. Jedoch nicht nur die Betreuten, sondern auch die Pflegekräfte profitieren von deren Einsatz. Die Zusammenarbeit zwischen Betreuungs- und Pflegekräften wird von beiden Seiten laut IGES-Studie als bereichernd empfunden.

Viele ambulante Pflegedienste bieten heute die Betreuung von Demenzerkrankten nicht nur zur Förderung des Wohlbefindens und zur Aktivierung der Betroffenen, sondern auch zur Entlastung der Angehörigen an. Die Nachfrage nach diesem Angebot ist groß und viele ausgebildete Betreuungskräfte haben heute in der ambulanten Pflege einen sicheren Arbeitsplatz gefunden.

Mit dem Pflege-Neuausrichtungs-Gesetz, welches im Januar 2013 in Kraft tritt, sollen Demenzkranke höhere Leistungen von der Pflegeversicherung erhalten. Dies könnte für ausgebildete Betreuungskräfte eine Möglichkeit sein, Betreuung auch in der Selbstständigkeit anzubieten.

Weitere Informationen bietet der Bundesverband Europäischer Betreuungs- und Pflegekräfte BEBP, der sich unter anderem für die Interessen von Betreuungskräften einsetzt.

> **Praxistipp** ◼
>
> Wichtig für den Weg in die Selbstständigkeit ist außerdem ein gezieltes Marketing, beispielsweise über Lokalzeitungen, Flyer, Kontakte zu Pflegestützpunkten, Hausärzten, Krankenhäusern und anderen Leistungserbringern im Gesundheitswesen sowie die Kooperation mit der Stadtverwaltung. Einen Musterflyer finden Sie im ▶ Anhang 9.

Nach aktuellen Schätzungen leben heute rund 1,3 Millionen Menschen mit Demenz in Deutschland. Weil die Bevölkerung generell altert, dürfte sich dieser Anteil bis zum Jahr 2050 mehr als verdoppeln. Viele der Betroffenen werden in Pflegeheimen wohnen, denn Demenz ist der wichtigste Grund für den Eintritt ins Heim geworden. Die Mehrheit der Menschen mit Demenz wird in Deutschland jedoch immer noch in der eigenen Wohnung leben und von Familienmitgliedern betreut werden. Auch werden sich neue Wohnformen, beispielsweise Wohngemeinschaften, Hausgemeinschaften, quartiernahe Betreuung, Tages- oder Nachtbetreuung bis hin zu sogenannten Demenzdörfern weiterentwickeln. Demenzbegleiter mit einer qualifizierten Ausbildung sind und werden gefragt sein. Wir freuen uns sehr, wenn dieses Buch Sie bei der Ausbildung und als Nachschlagewerk unterstützen kann.

Anhang

COHEN-MANSFIELD AGITATION INVENTORY (CMAI) (modifiziert)

Für jeden der Verhaltensmerkmale soll die Häufigkeit ihres Auftretens **in den letzten 2 Wochen** angegeben werden.

Verhalten	nie 1	weniger als 1x pro Woche 2	1x oder 2x pro Woche 3	mehrmals wöchentlich 4	1x oder 2x täglich 5	mehrmals täglich 6	mehrmals in der Stunde 7	

A.

	Verhalten	1	2	3	4	5	6	7	
1.	Schlagen (auch selbst)	O	O	O	O	O	O	O	
2.	Treten	O	O	O	O	O	O	O	
3.	Anfassen anderer (mit schmutzigen Hd.)	O	O	O	O	O	O	O	(?)
4.	ʼStoßen (mit Gefahr von Stürzen)	O	O	O	O	O	O	O	
5.	Werfen mit harten Gegenständen	O	O	O	O	O	O	O	
6.	Beißen	O	O	O	O	O	O	O	
7.	Kratzen/ Kneifen	O	O	O	O	O	O	O	
8.	Bespucken (anderer)	O	O	O	O	O	O	O	
9.	Sich selbst verletzen (heiße Getränke usw.)	O	O	O	O	O	O	O	(?)
10.	Zerreißen von Kleidungsstücken oder Zerstören des eigenen od. fremden Eigentums	O	O	O	O	O	O	O	
11.	Sexuelle körperliche Annährungsversuche	O	O	O	O	O	O	O	
12.	Eindringen in fremde Räume/ Liegen in fremden Betten	O	O	O	O	O	O	O	
13.	Inadäquates (Anziehen), Ausziehen	O	O	O	O	O	O	O	(?)
14.	Gefährdung durch das Weglaufen	O	O	O	O	O	O	O	
15.	„Absichtliches" Fallen	O	O	O	O	O	O	O	(?)
16.	Essen oder trinken ungeeigneter Substanzen	O	O	O	O	O	O	O	(?)
17.	Nahrungsverweigerung	O	O	O	O	O	O	O	
18.	Urinieren/ Einkoten in den Wohnräumen (nicht als Folge der Inkontinenz)	O	O	O	O	O	O	O	
19.	Verstecken/Verlegen und/oder Sammeln von Gegenständen (aus fremden Zimmern)	O	O	O	O	O	O	O	(?)
20.	Ausführen von Manierismen (?), Klopfen, Klatschen usw.	O	O	O	O	O	O	O	
21.	Intensive Beweglichkeit, extrem aufdringlich oder störend, verbal nicht beeinflussbar	O	O	O	O	O	O	O	(?)
22.	Anhaltendes Schreien	O	O	O	O	O	O	O	
23.	Abweichende Vokalisation (Fluchen, verbale Aggressivität, wiederholte Fragen oder Klagen, ungewöhnliche Geräuschproduktion wie Stöhnen oder eigenartiges Lachen usw.)	O	O	O	O	O	O	O	
24.	Gefährden anderer durch Fehlhandlungen (Zerren aus dem Bett durch die Bettgitter usw.)	O	O	O	O	O	O	O	
25.	Ständiges, nicht beeinflussbares Suchen nach Zuwendung oder Hilfe	O	O	O	O	O	O	O	

B.

Ausgeprägte Antriebsstörungen **(bitte sehr ausführlich beschreiben!!)**

(?) – BEI VERHALTENSSTÖRUNGEN DIE MIT (?) GEKENNZEICHNET SIND, MUSS DIE NOTWENDIGKEIT EINER BESONDEREN BETREUUNG SEHR AUSFÜRLICH BEGRÜNDET WERDEN (Beschreibung der Störung, der Art der Gefährdung usw.)

Name des Patienten..Name des Untersuchers...

Datum...............................Beobachtungszeit: von...........................bis............................ Dabei ca. ....Stunden Schlaf

Mini-Mental-Status-Test (MMST)

Der MMST erlaubt anhand eines einfachen Fragebogens eine Abschätzung der kognitiven Fähigkeiten eines älteren Menschen. Erfasst werden z.B. Orientierung, Gedächtnis, Aufmerksamkeit und Rechnen, Sprache und konstruktive Praxis.

1. Testdauer   ca 10 Minuten

2. Auswertung   Einfache Addition der vorgegebenen Punkte

3. Interpretation

30-27 Punkte
keine Demenz

26-18 Punkte
leichte Demenz

17-10 Punkte
mittelschwere Demenz

≤ 9 Punkte
schwere Demenz

Mini-Mental-Status-Test (MMST)

....
Name und Vorname des Patienten   *Datum*

1. Orientierung

In welchem Jahr leben wir?	☐
Welche Jahreszeit ist jetzt?	☐
Welches Datum haben wir heute?	☐
Welchen Monat haben wir?	☐
In welchem Bundesland sind wir hier?	☐
In welchem Land?	☐
In welcher Ortschaft?	☐
Wo sind wir (in welcher Praxis / Altenheim)?	☐
Auf welchen Stockwerk?	☐

2. Merkfähigkeit

Fragen Sie den Patienten, ob Sie sein Gedächtnis prüfen dürfen. Nennen Sie dann drei verschieden-artige Dinge klar und langsam (ca 1 pro sec) "Zitrone, Schlüssel, Ball". Nachdem Sie allle drei Worte ausgesprochen haben, soll der Patient sie wiederholen. Die erste Wiederholung bestimmt die Wertung (vergeben Sie für jedes wiederholte Wort einen Punkt), doch wiederholen Sie den Versuch, bis der Patient alle drei Wörter nachspre-chen kann. Maximal gibt es 5 Versuche. Wenn ein Patient nicht alle drei Wörter lernt, kann das Erinnern nicht sinnvoll geprüft werden.

Punkte 0-3 ☐

3. Aufmerksamkeit und Rechnen

Bitten Sie den Patienten, bei 100 beginnend in 7er Schritten rückwärts zu zählen. Halten Sie nach 5 Substraktionen (93, 86, 79, 72, 65) an und zählen Sie die in der richtigen Reihenfolge gegebenen Antworten. Bitten Sie daraufhin das Wort "Preis" rückwärts zu buchstabieren. Die Wertung entspricht der Anzahl von Buchstaben in der richtigen Reihen-folge (z.B. SIERP=5, SIREP=3). Die höhere der beiden Wertungen wird gezählt.

Punkte 0-5 ☐

4.Erinnern

Fragen Sie den Patienten, ob er die Wörter noch weiß, die er vorhin auswendig lernen sollte. Geben Sie einen Punkt für jedes richtige Wort.

Punkte 0-3 ☐

5. Benennen

Zeigen Sie dem Patienten eine Armbanduhr und fragen Sie ihn was das ist. Wiederholen Sie die Aufgabe mit einem Bleistift. Geben Sie einen Punkt für jeden erfüllten Aufgabenteil.

Punkte 0-3 ☐

6. Wiederholen

Bitten Sie den Patienten, den Ausdruck " Kein Wenn und Aber" nachzusprechen. Nur ein Versuch ist erlaubt.

Punkte 0-1 ☐

7. Dreiteiliger Befehl

Lassen Sie den Patienten den folgenden Befehl ausführen. " Nehmen Sie ein Blatt in die Hand, falten Sie es in der Mitte und legen Sie es auf den Boden." Geben Sie einen richtigen Punkt für jeden richtig ausgeführten Befehl.

Punkte 0-3 ☐

8. Reagieren

Schreiben Sie auf ein weißes Blatt in grossen Buchstaben: "Schließen Sie die Augen". Der Patient soll den Text lesen und ausführen. Geben Sie einen Punkt, wenn der Patient die Augen schließt.

Punkte 0-1 ☐

9. Schreiben

Geben Sie dem Patienten ein weißes Blatt, auf dem er für Sie einen Satz schreiben soll. Diktieren Sie den Satz nicht, er soll spontan geschrieben wer-den. Der Satz muß ein Subjekt und ein Verb enthalten und einen Sinn ergeben. Konkrete Grammatik und Interpunktion werden nicht verlangt.

Punkte 0-1 ☐

10. Abzeichnen

Zeichnen Sie auf ein weißes Blatt zwei sich über-schneidene Fünfecke und bitten Sie den Patienten, die Figur genau abzuzeichnen. Alle 10 Ecken müßen vorhanden sein und 2 müßen sich über-schneiden, um als ein Punkt zu zählen. Zittern und Verdrehen der Figur sind nicht wesentlich.

Punkte 0-1 ☐

Summe der Punkte .... ☐

Betreuungsdokumentation

Name —————————— geb. ————— Monat ————— 20 ———

Probleme und Ressourcen:

Ziele: Nahziel/Fernziel/ Ziele des Bewohners:

Maßnahmen:

Ergebnis und Evaluation:

Betreuungsdokumentation

Name ———————————— geb. ———————— Monat ———— 20 ————

Aktivität	0	02	03	04	05	06	07	08	09	10	11	12	13	14	15	16	17	18	19	20	21	22	23	24	25	26	27	28	29	30	31
Spaziergang																															
Ausflug																															
10-Minuten-Aktivierung																															
Einzelbetreuung																															
Kochgruppe																															
Backgruppe																															
Kreativgruppe																															
Gedächtnistraining																															
Konzentrationstraining																															
Sitztanz/Sitzgymnastik																															
Tanz																															
Sportgruppe																															
Filmabend																															
Nachtcafé																															
Erinnerungsarbeit																															

Betreuungsbericht

Name —————————— geb. ————————— Monat —————————— 20 ——————

Datum	Bericht													Hz

Erfassungsbogen Betreuung und Leistungsnachweis zusätzliche Betreuungsangebote

Erfassungsbogen Betreuung

Name _____ Vorname: _____

Hauptziel: _____

Datum	Beschäftigungsbereiche bevorzugt	Beschäftigungsbereiche nicht bevorzugt	HZ

Datum	Was wird benötigt (Material, Lebensmittel, etc.)	HZ

Datum	Sonstige Bemerkungen / Evaluation	HZ

Leistungsnachweis zusätzliche Betreuungsangebote

Bitte mit Stunde (z. B. 1 oder 1,5) (oben) und Handzeichenkürzel (unten) die erbrachte Leistung abzeichnen.

Betreuungsangebote	1	2	3	4	5	6	7	8	9	10	11	12	13	14	15	16	17	18	19	20	21	22	23	24	25	26	27	28	29	30	31
Biographie- und Erinnerungsarbeit																															
Beschäftigungsangebot																															
Förderung der Bewegung																															
Gezieltes Gedächtnistraining																															
Förderung vorhandener Fähigkeiten																															
– handwerklich / Haushalt																															
– sozial																															
– beruflich																															
– musisch / künstlerisch																															
Förderung der geistigen Anregung																															
Begegnung mit anderen Menschen																															
Besuch kultureller Angebote																															
Basale Stimulation																															

Qualifikation	1	2	3	4	5	6	7	8	9	10	11	12	13	14	15	16	17	18	19	20	21	22	23	24	25	26	27	28	29	30	31
Pflegefachkraft																															
Ergänzende Hilfskraft																															

Datum / Unterschrift der Pflegedienstleitung   Datum / Unterschrift der Angehörigen

Maßnahmenplan

Vorbereitung von Aktivitäten

Welche Aktivitäten sollen vorbereitet werden?

Aktivität _____

Aktivität _____

Aktivität _____

Ersatzaktivitäten _____

Ersatzaktivitäten _____

Was ist bei der Vorbereitung zu berücksichtigen?

☐ **Zeitrahmen**

_____

☐ **Teilnehmerzahl**

_____

Bei Außenaktivitäten:

☐ **Transport**

_____

☐ **Zusätzliche Begleitpersonen**

_____

☐ **Rollstuhltaxi**

_____

☐ **Wetter(vorhersage)**

_____

Bei Innenaktivitäten:

☐ **Raum geeignet und frei**

_____

Bei Außen- und Innenaktivitäten:

☐ Inkontinenzmaterial

☐ Essensbestellung: Proviant/Lunchpakete

☐ Getränke

☐ Teilnehmer mit Diät

☐ Teilnehmer mit Hilfestellung bei der Nahrungsaufnahme

☐ Koch- bzw. Backzutatenbestellung

☐ Einkaufsgeld

Nachbereitung

☐ Dokumentation:
1. Betreuungsblatt
2. Betreuungsbericht

Notizen

Bewertung

Maßnahme war geeignet?

Teilnehmer waren motiviert?

Verbesserungen/Änderungen bei Wiederholung der Maßnahme:

Schnelle Hilfe im Notfall

Meldung
WER – Verletzte Personen, Alter, Geschlecht
WANN – Tag, Uhrzeit
WAS – Hergang
WO – genauer Standort
WELCHE SYMPTOME

◼ **Tab. 1** Notruf

Notruf	Orte	☎
Rettungsdienst/Krankentransport		112 / 19222
Polizei		110
Feuerwehr		112

Meldung
WER – Verletzte Personen, Alter, Geschlecht
WANN – Tag, Uhrzeit
WO – genauer Standort
WOMIT – Name oder Art des Stoffes oder der Zubereitung (steht auf der Verpackung, dem Etikett)
WIE – Hergang der Giftaufnahme (oral, inhaliert)
WIEVIEL – Mengen in ml, g, Löffel, Anzahl Tabletten oder Beeren

◼ **Tab. 2** Giftnotzentralen

Notfalldienst 24h	Orte	☎
	Berlin	030 – 19240
	Bonn	0228 – 19240
	Darmstadt	06131 – 19240
	Erfurt	0361 – 730730
	Freiburg	0761 – 19240
	Göttingen	0551 – 19240 0551 – 3831 80 (für Ärzte)
	Hamburg	0551 – 19240
	Homburg/Saar	06841 – 19240
	Mainz	06131 – 19240
	München	089 – 19240
	Nürnberg	0911 – 398-2451

Vorbereitung auf das Praktikum

Bewerbung und Vorstellungsgespräch

☐ Lebenslauf
☐ Zeugnisse
☐ Evtl. Unterlagen der Arbeitsagentur
☐ Gesundheitszeugnis, Betriebsarzt, Impfungen
☐ Schweigepflichterklärung

Praktikumsbeginn

☐ Dienstkleidung
☐ Rundgang durch die Einrichtung
☐ Informationen über die Teilnehmer/Betreuten
☐ Klärung folgender Fragen:

1. Welche Aufgaben übernimmt der Demenzbegleiter

_____

2. Welche Materialien stehen zur Verfügung?

_____

3. Welche Räumlichkeiten können genutzt werden?

_____

4. Wie funktioniert die Materialbeschaffung?

_____

5. Ist für die Materialien ein finanzielles Budget vorhanden?

_____

6. Wie funktioniert die Kooperation mit anderen Abteilungen, z. B. Beschäftigungstherapie, Pflege, Hauswirtschaft?

_____

7. Wer holt und bringt die Teilnehmer?

_____

8. Welche Stelle ist übergeordnet?

_____

9. Wie werden Informationen weitergeleitet?

_____

10. Welche Besprechungen finden statt und wer nimmt daran teil?

_____

11. Wer ist zuständig für die Dokumentation der Maßnahmen?

_____

12. Wer sind die zuständigen Ansprechpartner und wie können sie erreicht werden?

_____

Ansprechpartner

Einrichtungsleitung
Ansprechpartner _____ ☎ _____

Personalverwaltung
Ansprechpartner _____ ☎ _____

Betriebsarzt
Ansprechpartner _____ ☎ _____

Ergotherapie
Ansprechpartner _____ ☎ _____

Hauswirtschaft
Ansprechpartner _____ ☎ _____

Pflegedienst
Ansprechpartner _____ ☎ _____

Ehrenamtliche
Ansprechpartner _____ ☎ _____

Heimbeirat
Ansprechpartner _____ ☎ _____

Reflexion des Praktikums

☐ Wie anstrengend und belastend war die Arbeit für mich?

☐ Welche Aspekte waren positiv und erfreulich?

☐ Was hat mir besonders viel Spaß gemacht?

☐ Wie war die Zusammenarbeit mit anderen Berufsgruppen?

☐ Wie war die Zusammenarbeit mit Angehörigen?

☐ Wie war der Umgang mit den Betroffenen?

☐ Wo gab es Probleme?

☐ Gab es Situationen, mit denen ich nicht zurechtkam?

☐ Gab es positive Rückmeldungen?

☐ Könnte ich mir vorstellen, diese Tätigkeit über einen längeren Zeitraum auszuüben?

Sozialgesetzbuch Elftes Buch Soziale Pflegeversicherung

SGB XI § 45a Berechtigter Personenkreis

(1) Die Leistungen in diesem Abschnitt betreffen Pflegebedürftige in häuslicher Pflege, bei denen neben dem Hilfebedarf im Bereich der Grundpflege und der hauswirtschaftlichen Versorgung (§§ 14 und 15) ein erheblicher Bedarf an allgemeiner Beaufsichtigung und Betreuung gegeben ist. Dies sind

1. Pflegebedürftige der Pflegestufen I, II und III sowie
2. Personen, die einen Hilfebedarf im Bereich der Grundpflege und hauswirtschaftlichen Versorgung haben, der nicht das Ausmaß der Pflegestufe I erreicht, mit demenzbedingten Fähigkeitsstörungen, geistigen Behinderungen oder psychischen Erkrankungen, bei denen der Medizinische Dienst der Krankenversicherung im Rahmen der Begutachtung nach § 18 als Folge der Krankheit oder Behinderung Auswirkungen auf die Aktivitäten des täglichen Lebens festgestellt hat, die dauerhaft zu einer erheblichen Einschränkung der Alltagskompetenz geführt haben.

(2) Für die Bewertung, ob die Einschränkung der Alltagskompetenz auf Dauer erheblich ist, sind folgende Schädigungen und Fähigkeitsstörungen maßgebend:

3. unkontrolliertes Verlassen des Wohnbereiches (Weglauftendenz);
4. Verkennen oder Verursachen gefährdender Situationen;
5. unsachgemäßer Umgang mit gefährlichen Gegenständen oder potenziell gefährdenden Substanzen;
6. tätlich oder verbal aggressives Verhalten in Verkennung der Situation;
7. im situativen Kontext inadäquates Verhalten;
8. Unfähigkeit, die eigenen körperlichen und seelischen Gefühle oder Bedürfnisse wahrzunehmen;
9. Unfähigkeit zu einer erforderlichen Kooperation bei therapeutischen oder schützenden Maßnahmen als Folge einer therapieresistenten Depression oder Angststörung;
10. Störungen der höheren Hirnfunktionen (Beeinträchtigungen des Gedächtnisses, herabgesetztes Urteilsvermögen), die zu Problemen bei der Bewältigung von sozialen Alltagsleistungen geführt haben;
11. Störung des Tag-/Nacht-Rhythmus;
12. Unfähigkeit, eigenständig den Tagesablauf zu planen und zu strukturieren;
13. Verkennen von Alltagssituationen und inadäquates Reagieren in Alltagssituationen;
14. ausgeprägtes labiles oder unkontrolliert emotionales Verhalten;
15. zeitlich überwiegend Niedergeschlagenheit, Verzagtheit, Hilflosigkeit oder Hoffnungslosigkeit aufgrund einer therapieresistenten Depression.

Die Alltagskompetenz ist erheblich eingeschränkt, wenn der Gutachter des Medizinischen Dienstes bei dem Pflegebedürftigen wenigstens in **zwei Bereichen**, davon mindestens einmal aus einem der Bereiche **1 bis 9**, dauerhafte und regelmäßige Schädigungen oder Fähigkeitsstörungen feststellt.

LOGO

Betreuungsleistungen

⇨ ganz nach Ihrem Bedarf

Die Versorgung eines Demenzerkrankten ist für Sie als betroffene Familienangehörige mit starken Belastungen verbunden. Die Betreuung und Pflege erfordert viel Kraft und Zeit. Deswegen sieht die Pflegeversicherung vor, dass Menschen mit einem erheblichen Aufwand für allgemeine Betreuung eine zusätzliche finanzielle Hilfe (sogenannte Betreuungspauschale) erhalten. Diese Leistung dient dazu, Ihnen als pflegende Angehörige eine Zeit der Entlastung zu ermöglichen, während die pflegebedürftige Person gut betreut wird. Anspruchsberechtigt sind Menschen mit eingeschränkter Alltagskompetenz, durch:

- Demenzbedingte Störungen
- Geistige Behinderung
- Psychische Erkrankung

2 Stufen der Betreuungspauschale

Die Pauschale ist nach dem Umfang des Hilfe- und Betreuungsbedarfs gestaffelt:

- geringer Betreuungsbedarf bis zu 100 €/Monat
- erhöhter Betreuungsbedarf bis zu 200 €/Monat

Gut zu wissen! Die Betreuungspauschale wird zusätzlich zum erhöhten Betrag des Pflegegeldes oder der Pflegesachleistung für Menschen mit Demenz gewährt, auch in Pflegestufe 0.

Die Betreuungspauschale erhalten Sie auf Antrag von der Pflegekasse. Bei der Beantragung sind wir Ihnen gerne behilflich.

„Wenn Sie eine professionelle Betreuung für Ihren Angehörigen benötigen, dann rufen Sie uns an!"

Kontakt

Unsere Betreuungsleistungen bei Ihnen zu Hause

Fachpersonen begleiten, unterstützen und fördern die ihnen anvertrauten Menschen in ihrem Alltag.

1. Wir fördern die vorhandenen Fähigkeiten durch Beschäftigungsangebote

- Biographie- und Erinnerungsarbeit
- Wir haben Zeit zum Zuhören, für Gespräche und zum Vorlesen

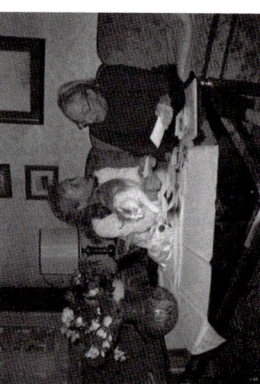

- Gezieltes Gedächtnistraining
- Gesellschaftsspiele nach Belieben
- Gemeinsames Kochen und Backen
- Balkonkästen bepflanzen und die Wohnung verschönern

2. Wir fördern die Bewegung, wenn die Wohnung verlassen werden kann

- Spaziergänge zur Mobilisierung
- Begegnung mit anderen Menschen durch z.B. Einkaufsbummel, kleine Ausflüge
- Besuch von Gottesdiensten oder Friedhofsbesuche

Glossar

abnorm anders als das, was allgemein als normal gilt, über das Normale hinausgehend

abstrakt von der Gegenständlichkeit, vom Dinglichen losgelöst

Abstraktionsfähigkeit Fähigkeit, das Allgemeine an Dingen hervorzuheben und so Ordnung und Übersicht in die Vielfalt des Seins zu bringen, Denkprozess des Weglassens von Einzelheiten und des Überführens auf etwas Allgemeineres oder Einfacheres

Affekt Gemütserregung, Gefühlsbekundung einer Person nach außen

aggressiv angriffslustig, streitlustig, feindseliges Verhalten

Agitiertheit krankhaft gesteigerte, unproduktive motorische Aktivität (Rastlosigkeit) eines Patienten

Alltagskompetenz Fähigkeit eines Erwachsenen, die alltäglichen Aufgaben innerhalb seiner Kultur selbstständig und unabhängig in einer eigenverantwortlichen Weise zu erfüllen

Aminosäuren einfachster Baustein von Eiweißkörpern

Analyse Ganzheitliche, systematische Untersuchung, bei der das untersuchte Objekt oder Subjekt zergliedert und in seine Bestandteile zerlegt wird und diese anschließend geordnet, untersucht und ausgewertet werden

analysieren durch Zerlegung in seine Bestandteile genau untersuchen

Aphasie Sprachstörung bzw. Sprechunfähigkeit aufgrund von Verletzungen in Bereichen der Hirnrinde

Aromatherapie kontrollierte Anwendung ätherischer Öle, um die eigene und die Gesundheit anderer zu erhalten und Körper, Geist und Seele auf eine positive Art zu beeinflussen

Arteriosklerose Unter Arteriosklerose, umgangssprachlich oft auch Arterienverkalkung oder Arterienverhärtung genannt, versteht man eine Systemerkrankung der Schlagadern (Arterien), die zu Ablagerungen von Blutfetten, Thromben (Blutpfropf), Bindegewebe und in geringeren Mengen auch Kalk in den Gefäßwänden führt.

Aspiration umgangssprachlich »Verschlucken«, Einatmen von körpereigenen Sekreten (wie z.B. Schleim) sowie körperfremden, festen oder flüssigen Substanzen in die Atemwege

Assoziation bewusste oder unbewusste Verknüpfung von Gedanken

assoziieren Gedankenfolgen aufstellen, verknüpfen, verbinden

Bewegungskoordination Koordination ist die Fähigkeit zur genauen Kontrolle der Bewegung; dazu wird das Zusammenwirken des Zentralnervensystems und der Skelettmuskulatur benötigt

Bewusstseinseintrübung Bewusstseinsstörung, wie Benommenheit; dabei ist die Klarheit des Bewusstseins erhalten, betroffene Personen reagieren aber verzögert auf ihre Umwelt, das Denken und Handeln ist verlangsamt und auch die Informationsaufnahme und -verarbeitung ist möglicherweise eingeschränkt; mit fortschreitender Störung des Bewusstseins kann es zum Koma (siehe dort) kommen

Biografie (griechisch: Lebensbeschreibung) Aufzeichnung des äußeren Lebenswegs und der inneren Entwicklung einer Person unter Einbeziehung ihrer Werke und Leistungen

Bobath-Konzept Ganzheitliche therapeutische Behandlungspflege über 24 Stunden bei Patienten mit Schädigungen des Gehirns oder des Rückenmarks; benannt nach seinen Entwicklern Berta Bobath und ihrem Ehemann Dr. Karl Bobath

Body-Mass-Index (BMI) Formel zur Beurteilung des Körpergewichtes und zur Bestimmung von Fettleibigkeit; wird berechnet, indem das Gewicht einer Person in Kilogramm durch das Quadrat der Körpergröße in Metern geteilt wird

Cholesterin gehört zur Gruppe von tierischen Fetten; es ermöglicht den Transport und die Absorption von Fettsäuren; kann in der Gallen blase zu Gallensteinen kristallisieren

Computertomographie computergestützte Röntgenuntersuchung, mit der Veränderungen im Körper sichtbar gemacht werden können: Tomographie bedeutet Darstellung in Schichten oder Scheiben, in diesem Fall Schichten des Körpers oder eines Körperabschnittes

Creutzfeldt-Jakob-Erkrankung (CJK) fortschreitende Erkrankung des Gehirns, bei der das Hirngewebe durch Zellverluste und Eiweißablagerungen geschädigt wird

Defizit Mangel oder Zustand des Mangels

Dehydratation, dehydrieren Austrocknung; übermäßiger Wasserverlust aus dem Körpergewebe, z.B. durch Schwitzen, mit Störung des Elektrolythaushaltes; Symptome: gerötete trockene Haut, »stehende« Hautfalten, trockene Schleimhaut, evtl. mit Verwirrtheit

Dekubitus, Dekubiti (pl.) »Wundliegen«, Druckgeschwür; verursacht durch Minderdurchblutung des Gewebes, die durch einen längere Zeit auf diesen Punkt wirkenden Druck entstanden ist; unterteilt in 4 Stadien: 1. Rötung, 2. Hautdefekt mit Blasenbildung, 3. Hautschädigung mit Tiefenwirkung, 4. Nekrosen, Gewebetod

Dekubitus-Gefahr Gefahr ein Druckgeschwür zu bekommen beispielsweise durch zu langes Liegen auf einer Stelle

Dekubitusprophylaxe vorbeugende Maßnahmen gegen Druckgeschwüre, vor allem durch Druckentlastung, Mobilisation, Hautpflege

Delir akute psychische Störung, die eine organische Ursache hat; kennzeichnend ist eine Bewusstseinstrübung (siehe dort)

dement eine mentale Störung betreffend, bei der die kognitiven (siehe dort) Fähigkeiten, z. B. lernen, erinnern, Aufmerksamkeit, Kreativität, beeinträchtigt sind

Depression 1. Gefühle der Traurigkeit, Verzweiflung und Mutlosigkeit, die im direkten Verhältnis zu einem persönlichen Verlust oder einer Tragödie stehen; 2. abnormaler emotionaler Zustand mit unangemessenen Gefühlen der Traurigkeit, Antriebslosigkeit, Leere und Hoffnungslosigkeit

Desorientierung Zustand der geistigen Verwirrtheit mit Wahrnehmungsstörungen von Raum, Zeit, Identität

Diabetes mellitus »Zuckerkrankheit«, Störung des Kohlenhydrat-, Fett- und Eiweißstoffwechsels, meist durch mangelnde bzw. fehlende Insulinausschüttung durch die Bauchspeicheldrüse

Dysphagie Schluckstörung; Patienten können meist keine feste Nahrung schlucken, hervorgerufen durch eine Verengung der Speiseröhre

Emotion; emotional Gemütsbewegung; gefühlsmäßig

Ersatzhandlung Handlung, die an die Stelle der ursprünglich angestrebten Handlung tritt, wenn diese durch Verdrängung oder Hemmung nicht ausgeführt werden kann

Evaluation Überprüfung, Bewertung

existenziell lebensnotwendig, wesentlich, unentbehrlich

Expertenstandard Ein Expertenstandard ist ein Instrument der Qualitätsentwicklung auf nationaler Ebene. Er erklärt, wie Pflegestandards in den einzelnen Einrichtungen des Gesundheitswesens aufgebaut sein sollen/können.

Finger Food kleine Snacks, die man ohne Teller und Besteck und möglichst mit einem Bissen essen kann

Flexibilität hier: die Anpassungsfähigkeit an wechselnde Umstände

Gangrän Nekrose oder Gewebetod, meist durch mangelnde Blutversorgung oder nach bakteriellem Befall

Gerontopsychiatrie, gerontopsychiatrisch Untersuchung und Behandlung der psychiatrischen Erkrankungen in Verbindung mit dem Alterungsprozess und den mentalen Störungen älterer Menschen

Gestik kommunikative Bewegungen insbesondere der Arme und Hände

Halluzination Wahrnehmung eines Sinnesgebietes (z. B. des Hörens), ohne dass eine Reizgrundlage vorliegt; d. h. beispielsweise, dass Stimmen gehört werden, ohne dass jemand spricht; Halluzinationen können alle Sinnesgebiete betreffen

HIV-Erkrankung Erkrankung, die durch das human immunodeficiency virus (HI-Virus, HIV) verursacht wird; das HI-Virus schädigt oder zerstört bestimmte Zellen des Immunabwehr, dadurch kann der Körper Bakterien, Viren oder Pilze nicht mehr effektiv bekämpfen; deshalb wird man empfänglicher für Infektionen, mit denen der Körper normalerweise problemlos fertig würde sowie für bestimmte Krebsarten

HNO-Arzt Facharzt für die Hals-Nasen-Ohren-Heilkunde

Hygiene Lehre von der Verhütung der Krankheiten und der Erhaltung und Festigung der Gesundheit

hygienisch sehr sauber und ohne (Krankheits-)Keime

Ich-Botschaften Äußerungen, die die eigene Meinung und die eigenen Gefühle mitteilen

immobil nicht beweglich

Immobilität Unbeweglichkeit

Insulin 1. natürliches Hormon, das in der Bauchspeicheldrüse gebildet wird zur Regulation des Blutzuckerspiegels; 2. als Medikament hergestellt zur Behandlung von Diabetes

Interaktion hier: aufeinander bezogenes Handeln zweier oder mehrerer Personen

Interpretation hier: das Verstehen oder die Deutung, Auslegung der zugrunde gelegten Aussage

Interventionen Eingriff (lat. intervenire: dazwischentreten, sich einschalten)

Intuition; intuitiv Fähigkeit, Einsichten in Sachverhalte, Sichtweisen, Gesetzmäßigkeiten oder die subjektive Stimmigkeit von Entscheidungen ohne Gebrauch des Verstandes zu erlangen (auch Bauchentscheidung, Wissensschatz aus dem Unbewussten); aus einer Eingebung heraus z. B. handeln, entscheiden

Kernspintomographie Gerät mit starkem Magnetfeld und Radiowellen, welches in kurzer Zeit Schichtaufnahmen nahezu jeder Körperregion anfertigen kann

Kinästhetik Lehre von der Bewegungsempfindung; beschreibt und analysiert die Aspekte von Bewegung und Funktion; Ziel ist es, Pflegebedürftige bei der Gesundheitsförderung, der Entwicklung von Fähigkeiten zur Mobilisation zu unterstützen

kognitiv Funktionen des Menschen, die mit Wahrnehmung, Lernen, Erinnern und Denken, also der menschlichen Erkenntnis- und Informationsverarbeitung in Zusammenhang stehen

Kohlendioxid hier: verbrauchter Sauerstoff in Form von Kohlendioxid: chemische Verbindung aus Kohlenstoff und Sauerstoff

Koma Zustand tiefer Bewusstlosigkeit, fehlende Augenreflexe, fehlende Reaktion auf Schmerzreiz; ein komatöser Patient kann nicht erweckt werden

konstruktiv hier: eine förderliche, positive Haltung einnehmend

Kontext Zusammenhang

Kontinenz hier: Vermögen, Körperausscheidungen zurückzuhalten

Konzentration hier: Aufmerksamkeit auf eine bestimmte Tätigkeit

Kooperation Zusammenarbeit, Zusammenwirken

Kreativität schöpferische Begabung, lat. Creare: erschaffen, hervorbringen

Libidoverlust Verlust des Geschlechtstriebes, des sexuellen Verlangens

Manie (griech. Manía: die Raserei) Störung, die meist phasenweise verläuft und bei der der Antrieb und die Stimmung weit über dem Normalniveau sind

maligne bösartig

Medikamentenintoxikation Vergiftung durch Medikamente

Migrationshintergrund Statistische Größe für eine Bevölkerungsgruppe, die aus seit 1950 eingewanderten Personen und deren Nachkommen besteht

Milieugestaltung Ganzheitliche Betrachtung der Lebensumstände von Menschen mit Demenz; hier werden nicht ausschließlich bauliche, sondern auch organisatorische und soziale Anforderungen berücksichtigt

Mimik; mimisch Teil der nonverbalen Kommunikationsmöglichkeit durch sichtbare Bewegungen der Gesichtsoberfläche; die Mimik betreffend

mmHg Millimeter Quecksilbersäule; Maß bei der Blutdruckmessung

motorisch den Bewegungsablauf betreffend

MRSA Krankenhausinfektionen die durch Methicillin-resistente Staphylococcus aureus-Stämme verursacht werden. Staphylokokken sind häufig vorkommende Bakterien, die insbesondere die Haut und Schleimhäute besiedeln. Die Besonderheit von MRSA-Stämmen ist, dass sie gegen das Antibiotikum Methicillin resistent sind.

Neurotransmitter Biochemische Stoffe welche die Information von einer Nervenzelle zur anderen weitergeben

Noradrenalin Hormon und Neurotransmitter (siehe dort)

Oberkörperhochpositionierung das Kopfteil des Bettes ist um 30° erhöht; der Patient ist in sitzender bzw. halbsitzender Position; bei beweglichen Patienten zur Nahrungsaufnahme, Schlucktraining, Mundpflege, besserer Orientierung und Beweglichkeit, atemerleichternd; Nachteil: starker Druck auf das Gesäß, Scherkräfte, Sturzgefahr

Obstipation »Verstopfung«; Schwierigkeit beim Stuhlgang, zu wenig oder unregelmäßiger und harter Stuhlgang

olfaktorisch zum Geruchssinn gehörend

Organigramm (Organisationsplan, Organisationsschaubild) grafische Darstellung der Aufbauorganisation eines Betriebes

Orientierung hier: kognitive Fähigkeit, sich bezüglich Zeit, Ort, Situation und der eigenen Person zurechtzufinden

Östrogen wichtigstes weibliches Sexualhormon

Panik Zustand äußerster Angst vor tatsächlicher oder angenommener (Lebens-)Gefahr

Parasiten Mitesser oder Schmarotzer, Lebewesen (Würmer, Insekten, Spinnentiere), die ganz oder teilweise in oder auf einem anderen Lebewesen, dem Wirt (z. B. dem Menschen), leben

Parkinson-Erkrankung Schüttellähmung mit fortschreitendem Verlust bestimmter Zellen (Dopamin produzierender Zellen) im Gehirn; dadurch kann das Hormon Dopamin nicht mehr in ausreichender Menge produziert werden; ohne die richtige Menge von diesem Botenstoff kann sich der Mensch aber nicht richtig bewegen, die Folge ist Bewegungsarmut bzw. -verlangsamung, Muskelsteifheit und Zittern

Pflegebedürftigkeit Notwendigkeit der pflegerischen Versorgung, meist durch Krankheit, Behinderung oder hohes Alter bedingt; der MDK (siehe dort) stellt die Pflegebedürftigkeit zu Hause oder in stationären Einrichtungen fest und teilt diese in Pflegestufen (siehe dort) ein, die über die Höhe der finanziellen und materiellen Leistungen entscheidet

Pflegedokumentation schriftliches Festhalten aller pflegespezifischen Maßnahmen und Überlegungen einer Pflegekraft, die zu einem Patienten in Verbindung stehen

physiologisch den normalen Lebensvorgängen entsprechend, die Physiologie betreffend

Pneumonie-Gefahr Gefahr eine Lungenentzündung zu bekommen. Betroffen sind vor allem bettlägerige Menschen

präsenil vor dem Greisenalter, das Greisenalter einleitend

Prävention (lat. praevenire: zuvorkommen, verhüten) vorbeugende Maßnahmen, um ein unerwünschtes Ereignis oder eine unerwünschte Entwicklung zu vermeiden

präventiv vorbeugend

Prophylaxe Verhütung von Zweiterkrankungen, Früherkennungsmaßnahmen

rational vom Verstand und nicht von Gefühlen geleitet

reflektieren über etwas genau und intensiv nachdenken, überdenken

Reiz hier: Signal (z.B. Geräusch) aus der Umwelt eines Lebewesens oder dem eigenen Organismus, das mit Hilfe eines Sinnesorgans (z. B. Ohr) bzw. eines Rezeptors erfasst wird und eine Reaktion auslöst

Ressourcen Fähigkeiten und Hilfsquellen, die es dem Patienten ermöglichen, Alltagsaktivitäten durchzuführen. Dazu gehören auch innere Ressourcen, wie die Motivation, oder äußere Ressourcen, wie das soziale Umfeld

reversibel umkehrbar, wieder rückgängig zu machen

Risikoassessment Einschätzung von Gefahren

Rollator Gehwagen

sedierend beruhigend bzw. antriebshemmend in Bezug auf die Wirkung von Medikamenten

sensomotorisch betrifft die Sinnesreize (sensorische Reaktion) und die dadurch veranlasste Muskelreaktion (motorische Reaktion)

Serotonin wichtiger Botenstoff des Körpers

Snoezelen der Begriff leitet sich aus dem niederländischen snuffelen (schnüffeln = tun, was man will) und dem doezelen (dösen = entspannen) ab. Es dient der Verbesserung der Sinneswahrnehmung und der Entspannung und wird meist mit Hilfe von Musik, Lichteffekten, leichten Vibrationen und angenehmen Gerüche etc. in eigens dafür eingerichteten Räumen durchgeführt.

Stellenbeschreibung Arbeitsplatzbeschreibung, schriftliche Beschreibung einer Arbeitsstelle hinsichtlich ihrer Arbeitsziele, Aufgaben, Befugnisse und Beziehungen zu anderen Stellen

Stigmatisierung zu sozialer Diskriminierung führende Charakterisierung einer Person oder Gruppe durch die Zuschreibung gesellschaftlich oder gruppenspezifisch negativ bewerteter Merkmale

Stoffwechsel Aufnahme, Transport und chemische Umwandlung von Stoffen in einem Organismus sowie die Abgabe von Stoffwechselendprodukten an die Umgebung

Stuhlinkontinenz unwillkürlicher Abgang von Stuhl

Sturzprophylaxe pflegerische Maßnahmen zur Vermeidung von Stürzen

Sütterlin-Schrift von Ludwig Sütterlin 1911 entwickelte Schreibschrift

Supplemente Ergänzungen, hier: Nahrungsergänzungsmittel

Symptom in der Medizin ein Zeichen, das auf eine Erkrankung hinweist

Symptomatik die Gesamtheit, der aus einem Krankheitsprozess resultierenden Symptome, ergibt das klinische Bild

Syndrom das gleichzeitige Vorliegen verschiedener Symptome (siehe dort)

Testosteron Sexualhormon beider Geschlechter

therapeutisch die Maßnahmen der Behandlung betreffend

Trauma; traumatisch Wunde, Verletzung, Schädigung des Körpers; durch ein Trauma ausgelöst oder ein Trauma betreffend

Triglyzeride Nahrungsfette

Tumor Geschwulst, Schwellung

Ultraschallmessung hier: medizinische Untersuchung
durch Schall; die Erzeugung eines Ultraschallbildes in der
Medizin beruht darauf, dass in den Körper eingestrahlter
Ultraschall an verschiedenem Gewebe unterschiedlich stark
reflektiert wird; der Ultraschall ermöglicht es, schnell Informationen über die Gewebestruktur zu gewinnen

Unterbringung im Rahmen des Betreuungsrechts eine mit
einer Freiheitsentziehung verbundene Maßnahme

Urininkontinenz (Harninkontinenz) unwillkürlicher Harn-
abgang

vaskulär die Blutgefäße betreffend, zu den Blutgefäßen
gehörend

verbal mit Worten, mit Hilfe der Sprache

visuell zum Sehen gehörend

Vollwertkost Vollwerternährung bezeichnet ein Ernäh-
rungskonzept, bei dem frische und unbehandelte Nahrungsmittel sowie Vollkornprodukte bevorzugt werden. Eine
Kost gilt dann als vollwertig, wenn sie alle nötigen Nährstoffe in ausreichender Menge, im richtigen Verhältnis und
in der richtigen Form enthält. Auch der Sättigungswert der
Lebensmittel wird berücksichtigt.

Zentralnervensystem (ZNS) Das ZNS umfasst das Rücken-
mark und das Gehirn; hier laufen alle Informationen aus
dem Körper und aus der Umwelt zusammen, werden verarbeitet und Reaktionen in Form von Bewegungen, Verhalten
oder Organtätigkeit erzeugt

Literatur

Bücher und Publikationen

Becker S, Kaspar R, Kruse A (2011) H.I.L.DE. – Heidelberger Instrument zur Erfassung der Lebensqualität demenzkranker Menschen, Verlag Hans Huber, Bern

Bundesministerium für Familie, Senioren, Frauen und Jugend Bundesministerium für Gesundheit (2007) Charta der Rechte hilfe- und pflegebedürftiger Menschen, Publikationsversand der Bundesregierung, Rostock

Bundesministerium für Gesundheit (2011) Wenn das Gedächtnis nachlässt, BMG Berlin

DNQP Deutsches Netzwerk für Qualitätsentwicklung in der Pflege (DNQP) (2009) Sonderdruck Expertenstandard Ernährungsmanagement zur Sicherstellung und Förderung der oralen Ernährung in der Pflege, Kommentierung und Literaturanalyse, Schriftenreihe des Deutschen Netzwerks für Qualitätsentwicklung in der Pflege, Osnabrück

Döbele M (2007) Angehörige pflegen – Ein Ratgeber für die Hauskrankenpflege Springer-Verlag Berlin Heidelberg

Gaßmann M, Marschall W, Utschakowski J (2006) Psychiatrische Gesundheits- und Krankenpflege, Springer-Verlag, Berlin Heidelberg

Geerdes S, Schwinger A, IGES-Institut (2012) Betreuungskräfte in Pflegeeinrichtungen, Schriftenreihe Modellprogramm zur Weiterentwicklung der Pflegeversicherung, Bd. 9, GKV-Spitzenverband, Berlin

Haberstroh J, Pantel J (2011) Kommunikation bei Demenz – TANDEM Trainingsmanual, Springer Verlag, Berlin Heidelberg

Hamborg M, Entzian H, Huhn S, Kämmer K (2003) Gewaltvermeidung in der Pflege Demenzkranker, Wissenschaftliche Verlagsgesellschaft, Stuttgart

Heilberufe spezial Demenz (2009), Redaktion Heilberufe, Urban und Vogel, Berlin

Heuwinkel-Otter A, Nümann-Dulke A, Matscheko N (2006) Menschen pflegen. Band 2 Springer-Verlag Berlin Heidelberg

Innes A (Hrsg.) (2004) Die Dementia Care Mapping Methode (DCM), Verlag Hans Huber, Bern

Institut für Ernährung, Konsum und Gesundheit (2008), Ernährung in stationären Einrichtungen für Senioren und Seniorinnen ErnSTES-Studie (2006-2008), in Ernährungsbericht 2008, DGE Deutsche Gesellschaft für Ernährung e. V., Bonn

Kitwood T (Hrsg.) (2008) Demenz. Der person-zentrierte Ansatz, Verlag Hans Huber, Bern

Lievegoed B (1994) Der Mensch an der Schwelle – Biographische Krisen und Entwicklungsmöglichkeiten Verlag Freies Geistesleben

MDS Medizinischer Dienst des Spitzenverbandes Bund der Krankenkassen (2009) Grundsatzstellungnahme Pflege und Betreuung von Menschen mit Demenz in stationären Einrichtungen, Essen

Milisen K, De Maesschalck L, Abraham I (2004) Die Pflege alter Menschen in speziellen Lebenssituationen, Springer-Verlag, Berlin Heidelberg

Schweizer Berufsverband der Krankenschwestern und Krankenpfleger-ASI (2003) Ethik in der Pflegepraxis, Bern

Schneberger M, Jahn S, Marino E (2008) »Mutti lässt grüßen…«, Schlütersche Verlagsgesellschaft, Hannover

Specht-Tomann M (2009) Biografiearbeit, Springer-Verlag, Berlin Heidelberg

Stöhr U (2007) Seniorenspielbuch, Springer-Verlag, Wien

Internet

http://www.alzheimer-bw.de/cms/_data/Beschaeftigungsangebote-mit-Fotos-hi-051005.pdf (Beschäftigungsmöglichkeiten)

http://www.evidence.de/Leitlinien/leitlinien-intern/Demenz_Start/DemenzHintergruende/demenzhintergruende.html (Leitlinie)

http://www.demenz-ratgeber.de/dr_Rubriken_aktivieren.htm

http://www.demenz-service-nrw.de/ (Informationen zur Demenz)

http://www.deutsche-alzheimer.de/index.php?id=40#c772 (Interessante Links)

http://www.gkv-spitzenverband.de/upload/2008_08_19__§87b_Richtlinie_2291.pdf (Richtlinie für zusätzliche Betreuungskräfte)

http://www.kda.de/files/tueren/tuerenoeffnenprobe2.pdf (Erstellen eines Erinnerungsalbums)

http://www.generationenprojekt.de/ (Geschichtsschreibung von unten)

http://www.neuro24.de/index.html (Informationen zum Krankheitsbild Demenz)

http://www.ilsesweitewelt.de/

Stichwortverzeichnis